Bone Tumors
Diagnosis and Therapy Today

骨肿瘤诊断与治疗

原　著　[智] Jaime Paulos　[法] Dominique G. Poitout

主　译　高嵩涛　牛科润

副主译　刘继军　王　林

中国科学技术出版社
·北京·

图书在版编目（CIP）数据

骨肿瘤：诊断与治疗 / (智) 杰米·保罗 (Jaime Paulos)，(法) 多米尼克·G. 普瓦图 (Dominique G. Poitout) 原著；高嵩涛，牛科润主译 . — 北京：中国科学技术出版社，2024.9

书名原文：Bone Tumors: Diagnosis and Therapy Today

ISBN 978-7-5236-0719-0

Ⅰ . ①骨… Ⅱ . ①杰… ②多… ③高… ④牛… Ⅲ . ①骨肿瘤—诊疗 Ⅳ . ① R738.1

中国国家版本馆 CIP 数据核字 (2024) 第 089574 号

著作权合同登记号：01-2023-5970

策划编辑	丁亚红　孙　超
责任编辑	丁亚红
文字编辑	韩　放
装帧设计	佳木水轩
责任印制	徐　飞

出　　版	中国科学技术出版社
发　　行	中国科学技术出版社有限公司
地　　址	北京市海淀区中关村南大街 16 号
邮　　编	100081
发行电话	010-62173865
传　　真	010-62179148
网　　址	http://www.cspbooks.com.cn

开　　本	889mm×1194mm　1/16
字　　数	305 千字
印　　张	12.5
版　　次	2024 年 9 月第 1 版
印　　次	2024 年 9 月第 1 次印刷
印　　刷	北京博海升彩色印刷有限公司
书　　号	ISBN 978-7-5236-0719-0/R·3258
定　　价	168.00 元

译者名单*

主　审　刘　涛　王梅云　赵跃武

主　译　高嵩涛　牛科润

副主译　刘继军　王　林

译　者　（以姓氏汉语拼音为序）

马小军　马春锋　王　林　王梅云　牛科润

华莹奇　刘　涛　刘秋雨　刘继军　孙　伟

吴广银　张瑜哲　罗执芬　赵明虎　赵跃武

钟楚楠　高天慧　高嵩涛　崔勇霞　蒋路路

韩雨凇　程天明

内容提要

　　本书引进自 Springer 出版社，是一部全面系统介绍骨肿瘤诊断与治疗的实用专著。著者根据组织学来源对骨肿瘤病变进行了分类，对成骨性骨肿瘤、成软骨性骨肿瘤、血管来源骨肿瘤、结缔组织骨肿瘤等 30 余种骨肿瘤病变的流行病学、影像学、病理学、肿瘤外科学进行了全面系统的讲解，还对疾病的流行病学筛查、诊断鉴别、预后评估、治疗策略、康复随访等展开了详细论述。本书内容实用，阐释系统，对骨科及肿瘤科医师有较高的指导价值，可为其他学科年轻医生了解骨肿瘤疾病提供参考。

---

*. 孙伟、华莹奇、马小军（上海市第一人民医院），其他译者（河南省人民医院）

主译简介

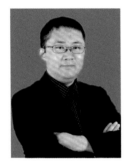

高嵩涛

外科学博士，博士后。教育部学位论文评审专家，中国抗癌协会肉瘤专业委员会基础研究学组委员，河南省保健委员会干部保健会诊专家，河南省卫生计生科技创新型人才，河南省医师协会、抗癌协会、脊柱脊髓损伤学会、残疾人康复协会等多个专业委员会副主任委员或副组长。2007年毕业于中南大学湘雅医学院外科学专业获临床医学博士学位。2012年作为访问学者在德国慕尼黑 Ingolstadt 医学中心学习，师从德国骨肿瘤协会主席 Hillmann 教授；2015—2016年在美国哈佛大学麻省总医院（Massachusetts General Hospital）从事骨肿瘤专业博士后研究，师从著名骨肿瘤专家 Hornicek 教授、Zhenfeng Duan（段振峰）教授；2016年晋升为主任医师；2017年担任河南省人民医院骨科骨肿瘤骨病亚专科主任；2019年被聘为郑州大学教授。主要专业研究方向为骨与软组织肿瘤的诊断及治疗，包括：恶性骨软组织肿瘤的新辅助化疗、免疫靶向药物治疗及切除重建，脊柱骨盆肿瘤的切除重建，骨软组织肿瘤微创手术，骨软组织肿瘤治疗的临床实验等。在河南省内率先开展了多节段脊柱肿瘤的 En-bloc 切除重建、复杂骨盆肿瘤切除肿瘤型半骨盆重建手术。以第一作者及通讯作者身份被 SCI 期刊收录论文9篇，于中华系列杂志发表论文3篇。

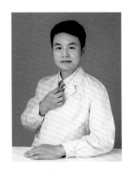

牛科润

籍贯河南鹿邑。医学博士。中国旅德华人医师学者协会委员（Chinese Doctors and Scholars Association in Germany，CDSA），河南省医师协会骨科分会骨与软组织肿瘤专业学组委员，河南省医师协会骨科分会中西医结合专业学组委员。2017届国家留学基金委公派留学人员，毕业于德国海德堡大学。师从德国海德堡大学、德国癌症研究中心 Prof. Dr. Peter Huber，获医学博士学位。主要专业方向为骨肿瘤骨病，一直从事脊柱、骨盆、四肢骨肿瘤及软组织肿瘤的临床诊断与治疗及相关科研工作，长期专注于青少年儿童骨健康的科普宣传及相关公益活动。擅长四肢恶性骨肿瘤的规范化诊疗及保肢治疗、骨肿瘤微波消融治疗、骨盆肿瘤的综合性诊疗及个体化半骨盆手术治疗、脊柱原发肿瘤和脊柱转移瘤的规范化诊断与治疗。发表多篇 SCI 论文及核心期刊。

中文版序

近日，我有幸拜读了法国马赛 Dominique G. Poitout 教授和智利圣地亚哥 Jaime Paulos 教授的专著 *Bone Tumors: Diagnosis and Therapy Today*，并翻阅了由河南省人民医院骨肿瘤骨病亚专科高嵩涛主任和牛科润博士等完成的中文译稿。翻阅后，我感到十分欣喜。中文译稿文笔流畅，阐释精准，易学易懂，加上两位译者盛情邀我为中文版作序，我遂欣然接受，并很愿意向国内广大同行推荐。

近年来，我国骨肿瘤的发病率有明显增长趋势，可能与人口基数大、转移性骨肿瘤增加、信息数据统计的现代化等因素相关。最新资料显示，中国骨与软组织肿瘤年发病率已达 6/10 万。加之我国地域辽阔，医疗水平差异较大，因此提升广大骨科医师，特别是基层青年医师相关骨肿瘤专业知识水平至关重要。

原著的两位教授都已从事骨肿瘤临床工作 40 多年，拥有丰富的经验，所以书中既系统介绍了骨肿瘤的基础知识，又重点阐述了现代骨肿瘤的治疗技术，尤其是肿瘤切除与重建新理念，非常适合青年医师阅读学习，开阔眼界，打牢基础。

孔子曰，"后生可畏，焉知来者之不如今也。"两位译者高嵩涛主任和牛科润博士有基础、勤学习、勇进取，立志打造河南省领先、国内一流的骨肿瘤团队。祝愿并祝福河南省人民医院骨肿瘤骨病亚专科和高嵩涛、牛科润两位青年才俊！祝贺本书中文版的出版，也希望国内同行都能从书中获得有益的知识。

上海市第一人民医院　蔡郑东

译者前言

十几年前，我从湘雅医学院毕业后，阴差阳错地进入了骨肿瘤这个当时还算新兴的专业。工作起步时就发现，市面上能够找到的骨肿瘤专业参考书屈指可数。后来通过在国内外著名学术机构的求学，加上自身不懈的努力探索，对骨肿瘤专业知识的掌握才从当初的一片迷茫到现在的胸有成竹，尤其在师从德国 Ingolstadt Klinikum 医院的 Hillmann 教授、美国哈佛大学麻省总医院的 Francis Hornicek 教授及 Zhenfeng Duan（段振峰）教授期间获益匪浅。

目前，肿瘤发病率仍处于增高态势，虽然各项检测技术和治疗方法的不断改进使得广大肿瘤患者受益匪浅，但我国地大物博、人口众多，作为发病率较低的骨肿瘤这一疾病被重视程度及治疗效果仍不乐观，尤其在经济不发达地区和广大基层医疗机构这种情况更为明显。工作中常接触到因基层医疗机构相关诊疗技术有限导致骨肿瘤的误诊误治，甚至非计划手术，最终出现令人遗憾的结果。医疗现状和个人执业经历让我越来越意识到，一部对骨肿瘤专业初学者来说通俗易懂、对非骨肿瘤专业医师易于融会贯通的专业参考书是多么重要。

机缘巧合下看到了 Jaime Paulos 和 Dominique G. Poitout 两位教授编写的这部 *Bone Tumors: Diagnosis and Therapy Today*，当即被其新颖的临床视角和简洁实用的内容所吸引。于是便开启了此书的翻译工作。翻译的主要工作由我科的中青年医师完成。为确保译文准确达意且术业有专攻，我邀请了上海市第一人民医院骨肿瘤专家孙伟教授、华莹奇教授、马小军教授，以及我院骨软组织肿瘤 MDT 团队中肿瘤内科学、放疗学、影像学、病理学等多位各专业领域的专家翻译本书的相应章节，并由河南省人民医院骨外科专家刘涛教授、影像学专家王梅云教授、骨软组织肿瘤病理学专家赵跃武教授担任主审工作。这些专家的加盟使本书的翻译工作顺利完成。在此对各位的艰辛付出致以真诚的感谢。

古人云，马有千里之程，无骑不能自往；人有冲天之志，非运不能自通。衷心感谢在我成长道路上指点迷津，以及在职业生涯中给予我启发的各位专家，也感谢著名的骨肿瘤专家和前辈蔡郑东教授为本书作序。衷心希望本书对广大骨肿瘤及相关专业医师的工作有一定指导作用，对国内骨肿瘤诊疗事业的发展有一定促进作用。由于中外术语规范及语言表述习惯有所不同，中文翻译版中可能遗有欠妥之处，还望广大读者积极反馈！

河南省人民医院骨科骨肿瘤骨病亚专科　高嵩涛

原书前言

　　本书的两位作者，来自法国马赛的 Dominique G. Poitout 教授和来自智利的 Jaime Paulos 教授，从事骨肿瘤临床工作均已超过 40 年。

　　编写本书旨在为读者提供有关骨肿瘤从最经典到最先进的临床及外科学知识。它为骨科初学者提供了目前有关骨肿瘤切除和重建手术最先进的实用技术知识。为了实现这一目标，本书邀请了多位在骨肿瘤方面具有丰富经验的学者参与撰稿。

　　我们希望本书对骨科专科医师和住院医师在骨肿瘤的教学和学习方面能有所帮助。我们一直坚持的观点是：对特定患者的诊断和治疗方案必须由主管医师本人或其团队来做最终决定。

Jaime Paulos
Santiago, Chile
Dominique G. Poitout
Marseille, France

致　谢

　　我们要感谢所有使这本书得以顺利出版的人。

　　最需要感谢的是我们的患者，他们在接受我们所有的支持、努力、知识和奉献的同时，依靠我们，并愿意配合我们对其所患骨肿瘤疾病进行诊断和治疗。

　　我们还要感谢智利 Católica 大学医院影像科教授 Oscar Contreras 博士，他提供了大量上述医疗机构手术患者的影像资料。

　　在此特别感谢 Juan Fortune 教授，正是由于他的教诲启发了 Jaime Paulos 教授在担任住院医师伊始就开始对骨肿瘤进行研究。

　　最后，我们要特别感谢本书的每一位作者，他们用自己的经验和知识为本书的出版做出了贡献。

Prof. Jaime Paulos, M.D.
Prof. Dominique G. Poitout, M.D.

目　录

第十一篇　骨肿瘤特有的手术方式

第一篇 总 论

Introduction

第 1 章 概 述

Introduction

Jaime Paulos　著

摘 要

本章讨论内容涉及综合性医院较为少见的骨肿瘤相关知识的重要性、分类、诊断方法，以及相关研究试验。

关键词

骨肿瘤；骨科手术

本书聚焦于骨肿瘤，内容涉及以下方面。

- 诊断。
- 临床和影像学表现。
- 治疗。

骨肿瘤的精确诊断有时十分困难，尤其是对儿童患者而言，我们有义务谨慎对待并只有在证据确凿的情况下才能做出相应诊断。同样，只有当我们完全确定自己的诊断时，才能给予患者相应治疗。鉴别诊断，以及大量的影像学资料在诊断过程中必须加以参考。手术活检的病理结果也非常重要。

在临床工作中，影像学检查很多时候仅能提示一个诊断的大致方向。此外，许多不同的肿瘤有非常相似的影像学表现，对此我们必须加以鉴别。

对骨肿瘤我们选择常用的组织学分类法：Jaffe 和 Lichtenstein 分类法 [1, 8]。虽然是组织学分类法，但其更贴近于基因组学分类，特别是某些类型的肿瘤，如巨细胞瘤或尤因肉瘤 ① （世界卫生组织分类）。

我们提出不同的治疗方法，目的是达到间室外彻底切除肿瘤的完美效果。必要时化疗和（或）放疗可在术前及术后进行，以便杀灭那些容易在体内播散的肿瘤细胞。

多年前，治疗恶性骨肿瘤的唯一方法是截肢术。如今在大部分符合肿瘤学治疗原则的情况下，我们都可以在手术切除后采用一些新技术，如使用储存在 –196℃ 液氮中的人体冷冻来保存骨，或者可以在手术室直接切割多孔钛金属制成的大段金属假体来进行大段骨缺损重建。

骨肿瘤因其重要性和较低的发病率而在骨科

---

① 译者注：旧称"尤文肉瘤"

中占有特殊地位。由于骨肿瘤总是给患者造成严重损伤，因此明确诊断显得尤为重要。在综合性医院骨科仅有不超过 3%～5% 的患者被确诊为骨肿瘤。当然，癌症及骨肿瘤治疗中心集中了大量的此类病例，并开展了对骨肿瘤的诊断、治疗和相关研究。

临床医师有必要掌握不同程度的骨肿瘤相关知识。全科医师必须对不同类型的骨肿瘤有所了解，其通常是怀疑患者患有骨肿瘤并将患者送到骨科医师那里的首诊医师。骨科医师必须知道如何正确诊断，并将患者送到专业治疗中心或治疗骨肿瘤的外科医师那里。除此之外，这些专业治疗中心必须从事骨肿瘤领域的相关研究。

在我们的个人经历中，经常看到患者没有获得正确的诊治方向，在没有明确诊断的情况下接受治疗，或对其疾病进行一些无用的治疗，如使用抗炎药物、物理疗法、替代疗法等。

自 1962 年智利国家骨肿瘤登记体系建立以来，智利天主教大学医院一直在从事骨肿瘤的相关研究[4]，该院对智利国内大多数骨肿瘤病例从临床、影像学和解剖病理方面进行研究，并为在外院治疗的患者提供治疗指南。在登记的这些病例中，良性骨肿瘤占 38%，恶性骨肿瘤占 20%，肿瘤样病变占 35%，转移瘤占 7%（数据排除了已知的原发性肿瘤患者）。这一数据显示在综合性医院骨肿瘤患者的比例较低。

	例数		例数		例数		例数
骨软骨瘤	544	骨肉瘤	299	肿瘤性病变	269	骨质疏松症	2
软骨瘤	242	软骨肉瘤	130	单房性骨囊肿	303	包虫病	4
骨巨细胞瘤	189	尤因肉瘤	117	骨髓炎	300	肿瘤性钙质沉着症	3
骨母细胞瘤	88	骨髓瘤	107	干骺端纤维性缺损	189	骨硬化症	3
骨软骨瘤病	50	恶性纤维组织细胞瘤	37	动脉瘤样骨囊肿	159	Paget 骨病	6
血管瘤	49	骨原发淋巴瘤	46	骨化性纤维瘤	140	甲状旁腺功能亢进症	4
软骨瘤病	35	纤维肉瘤	23	组织细胞增多症 X	127	夏科关节病	2
骨瘤	34	皮质旁骨肉瘤	19	骨化性肌炎	51	骨结核	4
纤维瘤	28	造釉细胞瘤	11				

在我们的研究中，大约 50% 的原发性骨肿瘤是恶性骨肿瘤，约 1/3 是肿瘤样病变。通过对 3345 例肿瘤相关病例研究，其种类分布如下。

一、骨肿瘤的临床研究

肿瘤性病变可通过 3 种不同的机制影响骨骼[1]。

• 起源于骨细胞或组织的骨肿瘤，称为原发性骨肿瘤。

• 来源于非骨组织的恶性骨肿瘤，称为继发性骨肿瘤或转移瘤。

• 骨周围的恶性肿瘤通过局部浸润而侵及骨组织。

二、原发性骨肿瘤

来源于骨不同组织内的细胞，如骨细胞、软骨细胞、成纤维细胞、骨髓网状组织、血管组织、脂肪细胞等，均具有形成骨肿瘤的潜在能力。在此基础上，Jaffe 和 Lichtenstein 根据组织遗传学对骨肿瘤进行分类。据此将骨肿瘤分为成骨性、成软骨性、成纤维性、骨髓网状组织来源、脂肪来源、血管来源等不同细胞组织来源的骨肿瘤。但是，肿瘤组织内并不总是只有单一类型的细胞存在，因此导致组织学诊断可能会更加复杂。

这样的情况有软骨黏液样纤维瘤、去分化成骨性骨肉瘤、多形性肉瘤等。有时细胞分化很差以至于组织学专家无法确定肿瘤的来源。目前，最佳研究方法是使用组织病理学、组织化学技术和遗传学研究以区分新的骨肿瘤谱系。此外，有时良恶性骨肿瘤的区分并不容易，如对起源于软骨细胞或纤维细胞的肿瘤或骨巨细胞瘤等肿瘤的良恶性区分就是如此。

骨肿瘤的最终诊断依靠患者的临床病史、影像学和组织病理学研究三者相结合。有必要坚持这种三者结合的诊断方法，尽管有时可根据其中一个因素做出最终诊断，但以上 3 个因素的综合对最终诊断仍具有决定性作用。临床研究取决于详尽的病史采集和完整的体格检查，大多数时候这些资料对判断是否有骨肿瘤的存在提供了一个很好的诊断方向。

骨肿瘤一般与年龄密切相关。特殊的骨肿瘤大多出现在特定的年龄段区间，只有极少数的病例出现在这些年龄段之外。例如，原发性骨肉瘤多发于青少年或年轻人，很少在 50 岁以上的人群中出现。当骨肉瘤在较大年龄的患者中出现时，可能是继发于骨质放疗后，也可继发于 Paget 骨病及骨旁骨肉瘤或去分化肉瘤等疾病。骨巨细胞瘤在 15 岁之前罕见，在 30—40 岁则更为常见。软骨肉瘤（图 1-1）多发于 40—50 岁。骨髓瘤和转移瘤一样，在 50 岁以后更为常见。所以，每一个骨肿瘤都有其高发的年龄段，这个特点也是骨肿瘤一个很好的诊断工具。

30 岁以下的患者出现恶性骨肿瘤病变，常怀疑为原发性骨肿瘤。而对于年龄超过 50 岁的恶性骨肿瘤患者，临床医师必须考虑为转移瘤或骨髓瘤可能（图 1-2）。

三、骨肿瘤的症状和体征

可能有助于骨肿瘤诊断的症状有：①疼痛；

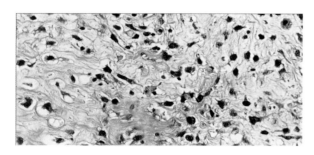

▲ 图 1-1　软骨肉瘤的组织学表现

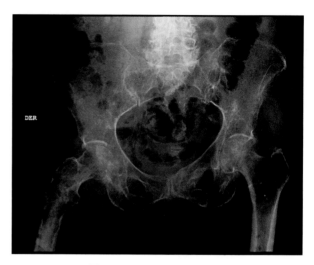

▲ 图 1-2　骨盆骨髓瘤的 X 线片

②肿胀；③功能障碍（如跛行）；④自发性骨折。

虽然这些症状可以在许多肌肉骨骼系统疾病中出现而不具有特异性，但临床经验表明：患者如果没有合乎逻辑的理由或因创伤事件而出现这些症状，就要考虑可能是受骨肿瘤病变的影响。在这些情况下，临床医师在开具实验室检查的同时，必须对病变部位进行 X 线检查。

（一）疼痛

疼痛多发生在肿瘤病变部位。疼痛波及关节时说明肿瘤已经侵及骨骺，例如，骨巨细胞瘤或邻近关节的骨肿瘤（如典型发病部位位于长骨干骺端的骨肉瘤）。脊柱部位骨肿瘤以转移瘤、骨髓瘤或血管瘤最为常见，多伴轴性或根性疼痛。很多时候疼痛为钝性而非剧烈疼痛，患者能够长期忍受。这种疼痛在良性骨肿瘤，如骨软骨瘤、内生软骨瘤，甚至在骨内生长的恶性骨肿瘤中常见。在晚期肿瘤患者中，当肿瘤侵及骨膜时，疼痛才变得更加强烈和确切。

因此，骨肿瘤可能因疼痛不明显而被延误诊断。

（二）肿胀

良性骨肿瘤生长缓慢，没有典型的局部征象。另一方面，快速生长的肿瘤，如尤因肉瘤或骨肉瘤迅速出现局部疼痛和肿胀。这使得患者更早地寻求就医。这些情况下，临床医师必须意识到这些迹象可能与肿瘤有关。

（三）功能障碍

由疼痛或炎症引起的功能障碍可能是侵袭性骨肿瘤的明确标志（如骨巨细胞瘤或尤因肉瘤）。

骨肿瘤获得明确诊断常常较晚，因其临床表现和症状尚未出现或者表现不明显。由于这些原因，患者未能及时寻求就医，另一方面，医师也未考虑到患者的症状和体征可能与骨肿瘤有关或者未把骨肿瘤作为鉴别诊断。

有时可能出于其他原因在 X 线检查中发现了骨肿瘤（图 1-3）。

（四）自发性骨折

自发性骨折，是由于骨骼结构薄弱所造成的，常见于骨质疏松性骨折、骨肿瘤和骨肿瘤样病变中（图 1-4）。所涉及的外力和产生的骨折之间没有关系。通常情况下所涉及的外力不足以造成骨折。这方面的病例如抛掷物体而导致患者肱骨骨折、步行或慢跑而导致患者下肢骨折等。这种情况可以出现在儿童骨囊肿或成人溶骨性骨肿瘤中 [7]。

四、骨肿瘤的诊断

仅凭骨肿瘤的临床表现而确定最终诊断一般是不可靠的，但这种表现的存在应高度怀疑骨肿瘤诊断的可能性。

如果全科医师是首诊医师时必须采取正确措施以利于患者获得最终的诊断。

骨肿瘤诊断的第二步是影像学检查 [9]。首选的影像检查必须是医师认为骨肿瘤所在部位的常规 X 线片。骨肿瘤有很多典型的影像学表现，但缺乏特异性，有时也可以有伪影出现（图 1-5）。

通过临床表现和 X 线片这两个要素可获得初步诊断，但最终诊断必须依靠骨组织活检来证实。进一步检查也是必需的，如 CT（计算机断层扫描）、MRI 检查可以提供关于骨内病变范围和肿瘤周围软组织情况的精确数据（图 1-6）。放射性核素显像（使用 ^{99}Tc）或 PET-CT（正电子发射断层扫描）将有助于研究多发性病变或骨转移的扩散。

然而，组织学研究还必须与临床表现和影像学结果相结合。

一个典型的例子就是骨化性肌炎与骨肉瘤的组织病理学表现（图 1-7）。这两种病变在显微镜下的特征可能非常相似，而患者的临床病史将是最终诊断的决定性因素。简而言之，最终诊断必须在临床骨科医师、影像科医师和病理科医师的共同参与下进行。

（一）诊断流程简介

对骨肿瘤的怀疑始于首先接触患者的首诊医师，随后必须进行影像学检查，最后由病理科医

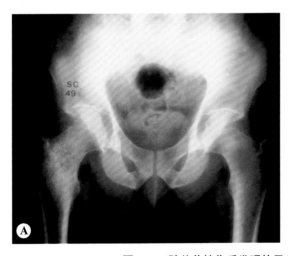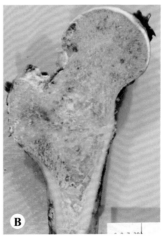

▲ 图 1-3　髋关节挫伤后发现的无症状软骨肉瘤
A. 影像学检查；B. 大体外观

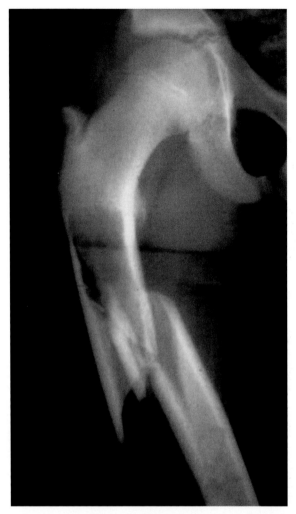

▲ 图 1-4　12 岁患者，因单房性骨囊肿导致病理性骨折

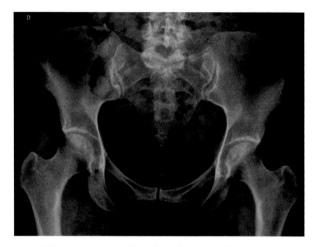

▲ 图 1-5　肠内气体的伪影类似局部溶骨性骨病变

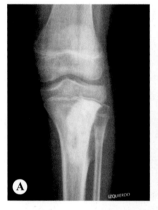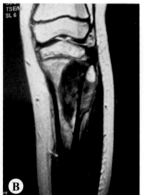

▲ 图 1-6　骨肉瘤的影像学表现
A. X 线片；B. MRI

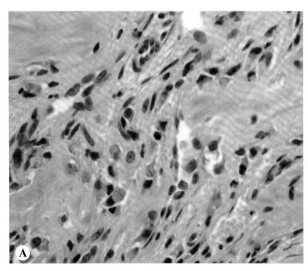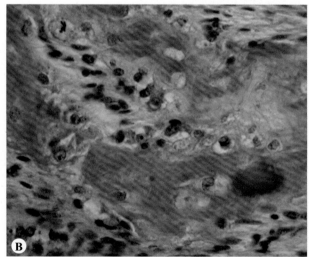

▲ 图 1-7　骨肉瘤的组织学表现

A. 具有细胞异型性的骨样组织，而缺乏与骨化性肌炎或骨肉瘤相关的细胞核分裂；B. 具有典型肿瘤细胞核分裂象的经典骨肉瘤组织病理学表现

师进行组织活检标本的诊断。作为非骨肿瘤专科的临床医师应该能够考虑到骨肿瘤的可能性，然后把患者送到正确的医疗机构从而做出正确的最终诊断。整个病例的活检和解读必须由专科医师进行；但是，全科医师必须按照骨肿瘤的基本原则进行正确处理。如果全科医师未考虑到骨肿瘤的可能性，那么患者就得不到正确的诊断，从而浪费大量时间。

然后，影像科医师发现病变的存在并给出描述，提出是否为良性或恶性病变并做出诊断（图1-8）。

从事骨肿瘤专业的外科医师必须做出正确活检，取一块典型的病变组织来识别肿瘤性质。

恶性骨肿瘤如尤因肉瘤、骨肉瘤、纤维肉瘤、恶性纤维组织细胞瘤和骨髓瘤是人体内恶性程度最高的骨肿瘤。

由于骨肿瘤组织几乎总是在持续生长，因此不能放任病变的自然进展，而且肿瘤的诊断也许

并不能反映其潜在的生长速度（图1-9）。

某些特征可以反映骨肿瘤病变的严重程度。一些骨肿瘤的生物学行为反映其侵袭性（如骨巨细胞瘤），尽管归类为良性骨肿瘤但其生物学行为仍具有明显的侵袭性。

骨肿瘤的大小也可以作为判断预后的一个指标。大的骨肿瘤更难以切除。

肿瘤所在的部位也是一个重要因素。位于关键部位的良性肿瘤对患者来说也是非常危险的。肿瘤的侵袭性也是预后不良的一个因素，而且使手术切除极为困难。

（二）骨活检

骨活检有两种方法[5]。

(1) 开放手术活检。

(2) 针吸活检。所取活检组织的大小必须足够用于组织学分析（图1-10）。

在骨肿瘤内部可以找到不同类型的肿瘤组织，例如，在去分化肉瘤中可以找到软骨肉瘤及

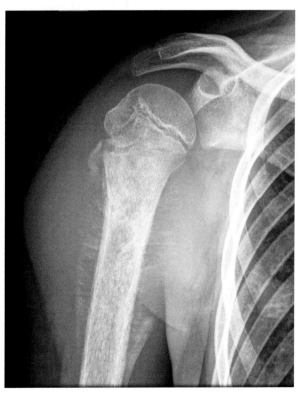

▲ 图1-8　骨肉瘤显示骨膜反应，日光放射影和Codman三角，均为恶性病变的征象

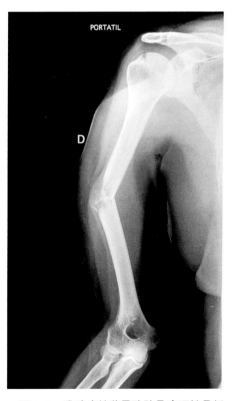

▲ 图1-9　乳腺癌转移导致肱骨病理性骨折

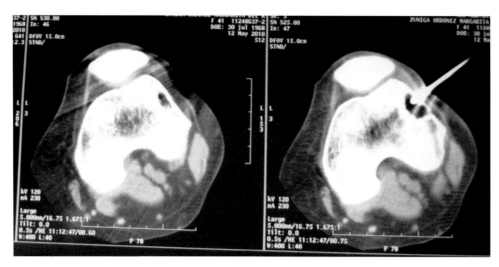

▲ 图 1-10　辅助穿刺活检

骨肉瘤的组织成分。活检的切口必须遵循一个原则：当整个肿瘤最终切除时，活检的切口应该同时被完整切除。

　　进行活检手术的外科医师必须熟悉保肢手术的切口。

　　许多外科医师更倾向于切开活检以确保能取得足量的肿瘤组织进行组织学研究。活检可以采用针吸活检方式来进行，但有时获取的标本量不够。然而，经验丰富的外科医师穿刺活检准确率可达到 90%。

五、骨肿瘤的分类

　　世界卫生组织（WHO）已经对骨肿瘤进行分类。目前最常用的分类如下所述[6]。

　　1. 成骨性骨肿瘤
- 良性骨瘤。
  - 骨样骨瘤。
  - 骨母细胞瘤。
- 恶性。
  - 骨肉瘤。

　　2. 成软骨性骨肿瘤
- 良性。
  - 软骨瘤。
  - 骨软骨瘤。
  - 软骨母细胞瘤。
  - 软骨黏液样纤维瘤。
- 恶性。
  - 软骨肉瘤。

　　3. 骨巨细胞瘤

　　4. 骨髓来源肿瘤
- 尤因肉瘤和网状细胞肉瘤。
- 淋巴肉瘤。
- 骨髓瘤。

　　5. 血管来源肿瘤
- 血管瘤。
- 血管肉瘤。

　　6. 结缔组织肿瘤
- 硬纤维瘤。
- 脂肪瘤。
- 纤维肉瘤。

　　7. 其他骨肿瘤
- 脊索瘤。
- 造釉细胞瘤。
- 神经纤维瘤。

　　8. 肿瘤样病变
- 单房性骨囊肿。
- 动脉瘤样骨囊肿。
- 近关节囊肿。
- 干骺端局限性脓肿。
- 嗜酸性肉芽肿。

- 纤维结构不良。
- 骨化性纤维瘤。

　9. 继发骨肿瘤

- 转移瘤。

六、分期

最著名的恶性骨肿瘤分期方法是 Enneking[2, 3] 分期系统，其将恶性骨肿瘤分为 3 期。

分　期	分　级	部　位	转　移
I A	低度恶性	间室内 $-T_1$	M_0（无转移）
I B	低度恶性	间室外 $-T_2$	M_0
II A	高度恶性	间室内 $-T_1$	M_0
II B	高度恶性	间室外 $-T_2$	M_0
III A	转移性	间室内 $-T_1$	M_1（区域或远处）
III B	转移性	间室外 $-T_2$	M_1（区域或远处）

如图 1-11 所示肱骨影像，可以看到穿过

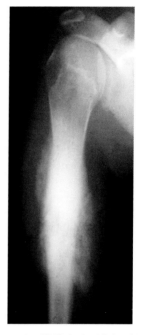

▲ 图 1-11　II B 期骨肉瘤（高级别，间室外）

皮质骨的不均质病变，根据 Enneking 分期处于 II B 期。

另一个骨肿瘤分期系统是美国癌症联合委员会（American Joint Committee on Cancer，AJCC）或 TNM 分期系统。这一系统是基于肿瘤的起源和大小、淋巴结受累情况和有无转移，如表 1-1 所示。

表 1-1　骨肿瘤分期（AJCC）						
分　期	分　级	大　小	深　度	淋巴结	转　移	5 年生存率
I A	低	≤8cm	任何	无	无	98%
I B	低	>8cm	任何	无	无	
II A	高	≤8cm	任何	无	无	82%
II B	高	>8cm	表浅	无	无	82%
III	任何		深层	无	无	52%
IV A	任何	任何			肺	
IV B	任何	任何		+	肺外	30%

注：低级别肿瘤为 G1 和 G2 级，高级别肿瘤为 G3 和 G4 级
肿瘤大小：T_1≤8cm，T_2>8cm；淋巴结：N_0 = 无区域淋巴结转移；N_1 = 区域淋巴结转移；转移 = IV期；TNM 分期系统更适用于软组织肿瘤

参考文献

[1] Dahlin's Bone Tumors, 6th edn (August 2017), K. Krishnan Unni, Mayo Clinic, Lippincott Williams and Wilkins.

[2] Enneking WF. A system of staging musculoskeletal neoplasms. Clin Orthop. 1986;204:9-24.

[3] Enneking WF, Spanier SS, Goodman MA. A system for the surgical staging of musculoskeletal sarcomas. Clin Orthop. 1980;153:106-20.

[4] Fortune J. Registro Nacional de Tumores Oseos (cl) Revista Chilena de Ortopedia y Traumatología. 1983: 24-1.

[5] Mankin HJ, Mankin CJ, Simon HA. The hazards of the biopsy. J Bone Joint Surg Am. 1996;78:656-63.

[6] OKU Director Lawrence R. Menendez. Tumores osteomusculares. American Academy of Orthopedic Surgeons-Musculoskeletal Tumor Society.

[7] Paulos J. Fracturas en hueso patológico, estudio clínico radiológico e histopatología. Revista de la Sociedad chilena de Ortopedia y traumatología. 1976; XVII:28-36.

[8] Schjowics F. Tumor and tumor-like lesions of bone, 2nd edn. Berlin; Heidelberg; 1994.

[9] Özülker T. Atlas of PET-CT imaging in oncology: a case-based guide to image interpretation. Springer-Verlag; 2015.

第二篇　成骨性骨肿瘤

Tumors Forming Bone Tissue

第2章 骨 瘤
Osteomas

Dominique G. Poitout　著

摘　要

骨瘤是一种罕见的肿瘤，多见于膜内成骨的颅骨上。通常由神经外科医师进行治疗。

关键词

骨瘤；颅骨肿瘤

骨瘤是唯一在严格意义上的骨形成过程中发生的病变，而骨组织增生是在所有其他肿瘤或肿瘤所致营养不良中的一种附带现象。与之相反的是，真正的骨瘤是最罕见的骨肿瘤之一，它们主要见于颅骨和面部的骨骼[1, 2]（图2-1）。

原发骨瘤在四肢中极为罕见，应与软骨瘤或骨软骨瘤相鉴别。

颅骨和面部骨瘤

这些肿瘤常见于额骨、颞骨、枕骨或上颌骨，其中眼眶骨瘤是最常见的。它们都是膜内成骨，而不是软骨性成骨。原发性骨瘤与软骨瘤骨化、创伤或感染相关导致的继发性骨瘤很难鉴别。

临床病史（外伤、局部感染）有助于鉴别诊断。发病年龄常见于20—30岁，发病率无性别差异。从病理学角度分析，通常需要区分致密型骨瘤和松质型骨瘤。致密型骨瘤的结构与长骨的骨皮质非常相似。

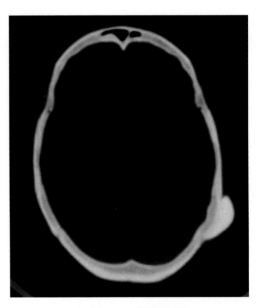

▲ 图2-1　颅骨骨瘤

组织学表现为或多或少的板层状结构组织，以同心圆形式规律的排列在哈弗氏管周围。

松质型骨瘤的结构类似骨骺松质骨。厚度不

均匀的骨架被髓质样组织填充，髓质样组织可能为纤维性、脂肪性或出血性。骨瘤的症状一般不明显。创伤或感染往往是其诱发的因素。

浅表的骨瘤往往可以很快被识别，作为一种实性肿瘤，其表面宽阔、不规则，与浅表组织粘连，通常无疼痛症状。

深层骨瘤通常发现较晚，要达到相当大的体积（眼眶骨瘤）并导致神经压迫或循环障碍时才被发现[3]。

在 X 线片上，骨瘤表现为大小不一、基底较宽的致密松质骨块。颅骨骨瘤的治疗主要属于神经外科学领域。

参考文献

[1] Ishii T, Sakamoto Y, Miwa T, Yoshida K. A giant osteoma of the ethmoid sinus. J Craniofac Surg. 2018;29(3):661-2. https://doi.org/10.1097/SCS.0000000000004206.

[2] Kakkar A, Nambirajan A, Suri V, Sarkar C, Kale SS, Singh M, et al. Primary bone tumors of the skull: spectrum of 125 cases, with review of literature. J Neurol Surg Part B Skull Base. 2016;77 (4):319-25.

[3] Satyarthee GD, Suri A, Mahapatra AK. Giant spheno-ethmoidal osteoma in a 14-year boy presenting with visual impairment and facial deformity: Short review. J Pediatr Neurosci. 2015;10(1):48-50. https://doi.org/10.4103/1817-1745.154340.

第 3 章　骨样骨瘤
Osteoid Osteoma

Dominique G. Poitout　著

摘　要

骨样骨瘤是一种小体积的良性骨肿瘤，伴有疼痛，常见于长骨的骨皮质，可形成典型的被致密骨包围的病灶。手术和射频治疗是目前最常用的治疗方法。

关键词

骨样骨瘤；病灶；射频治疗

定义：骨样骨瘤是一种良性的成骨性骨肿瘤，由类骨质和非典型骨组织构成。

一、病因

骨样骨瘤是一种发病率较高的病变。极少发生在 35 岁以后，一半的病例发生在 10—20 岁。性别差异显著，男性发病率约是女性的 2 倍。

病变主要在四肢的长骨处，股骨和胫骨是主要发病部位，约占总病例的 50%；也可发生在椎骨上，以及足、手骨，偶见于其他部位 [1-4]。

发生在长骨的病灶位置较为独特，常位于骨干皮质骨或干骺端松质骨。

二、病理解剖学

组织学检查对于诊断至关重要。任何微小体积的病变，即所谓“瘤巢”，都需要术前仔细鉴别。多数情况下，病灶周围会出现无特异性的硬

化性反应带。治疗方法是将病灶及其周围组织完整切除，切除的组织标本经过切片并脱钙后由病理科医师进一步明确病灶位置（图 3-1 和图 3-2）。

三、大体解剖学

骨样骨瘤的病变范围往往非常小，一般 2～3mm 到 1cm，极少超过此大小。其外观呈红褐色，表现为柔软小球形或卵圆形颗粒状团块。当病变位于松质骨时，病灶常被一层薄薄的致密骨包绕。当病变位于皮质骨时，病灶周围反应更为明显，骨质硬化区有时向病灶周围延伸数厘米，在某些情况下可达到整个骨干周围。当病灶位于骨膜时，皮质骨会因为骨膜反应而增厚（图 3-3）。

四、显微解剖学

病变主要由类骨质组织组成，呈不规则紧密

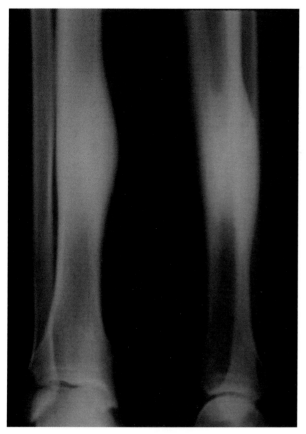

▲ 图 3-1　增厚的骨皮质

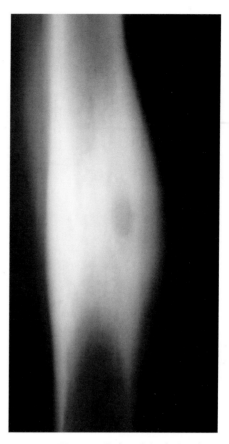

▲ 图 3-2　骨皮质内的病灶

排列，有时呈交错排列。骨槽内可见多种细胞排列，包括骨母细胞、骨髓间充质细胞、梭形细胞（可能代表了成纤维细胞和骨母细胞之间的过渡形式）、破骨样多核巨细胞。这些细胞常紧密围绕在类骨质周围并与骨槽边缘硬化缘相连接。

病变内血运丰富。由于边缘硬化骨或类骨质接近中心的区域可随着病程的延长而老化，因此不同病例之间的组织学表现会有所差别，其所形成的骨形态学无特异性，并非哈弗斯骨，而是一种致密的、高度钙化的骨。

在 HE 染色切片上，这些骨槽呈紫色，而骨槽内的类骨质组织呈浅粉色。这种渐进式骨化的结果是"骨质非常致密而硬化"，由片状的骨质紧密地贴在一起，以马赛克、拼图或镶嵌的方式构成，类似于分页布局，这可能被解释为病变自我修复的一种方式。值得注意的是，在病灶相邻区域，骨的致密化可或多或少延伸到周边区域。

这种骨质硬化是由于骨髓被耗尽变成增厚的纤维性间隔而导致。在正常的骨皮质之外，可以观察到骨膜下新形成的同心圆层骨质，增加了骨轴的长度和周径。

五、临床表现

疼痛是重要的临床症状。疼痛呈持续性，通常为剧痛。起初疼痛较为轻微，强度逐渐加重，患者初诊平均是在首次出现疼痛症状后两年。疼痛表现为锐痛，在某些情况下有刺痛感，通常在夜间加重，痛醒后坐卧不安。夜间疼痛是其重要特点。水杨酸类药物通常可减轻疼痛。

体格检查时，皮肤外观和温度一般无明显异常，但压痛比较常见且定位准确。

患者的一般检查和各种生物学检查通常也均为阴性，且临床表现无特异性，因此常导致误诊。

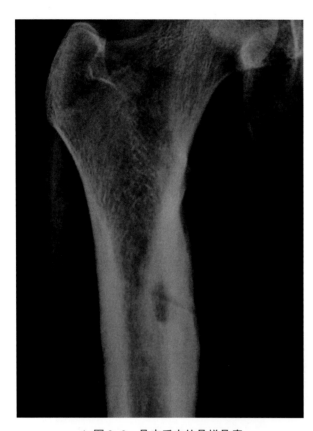

▲ 图 3-3　骨皮质内的骨样骨瘤

在关节附近的骨样骨瘤可表现为活动性疼痛、活动受限甚至出现滑膜积液。疼痛有时距离病变部位较远，以至于影像学检查未能覆盖受累区域。

神经根性疼痛的范围也可能是造成误诊的原因[5]。

下肢病变的疼痛可导致跛行，有时骨样骨瘤刺激生长软骨造成的患肢过长也可导致跛行。

脊柱骨样骨瘤可以引起类似于 Pott 病的镇痛后僵硬症状。

六、影像学表现

影像学检查，特别是 CT，用于确定肿瘤的精确位置。这些资料可以指导外科医师对病灶进行准确切除。

对连续扫描部位的研究必须包括中心病变和病灶周围反应区。

病灶呈圆形或椭圆形的小亮点，直径几毫米，边缘规则，位于增厚的皮质内或位于骺线的松质骨中。它的清晰度在新发的病灶中是均质的。

在陈旧的病变中，它们显示出由小病灶内钙化或者较大的中央不透明度的肉芽，这表明存在小的圆形中心点并逐步进展成圆形病灶呈现于影像学上。

有时钙化是环状的，并留有一点清晰的中心位置。

病灶周围事件总是显著的，与因果病变的微小程度不相称。病灶外周的高钙化可达数厘米，逐渐向健康骨骼过渡。骨膜增生首先表现为双轮廓骨膜，骨的形态改变并不明显（图 3-4）。

类骨质骨瘤最后可导致肿瘤方面的骨骼畸形，呈纺锤形或椭圆形。有时，原始皮质在连续的骨膜并置下仍然可见，可以通过它们的分层外观来识别。

此后，硬化和新骨的形成及图片的不透明性，导致不再能辨别其结构。

在影像学中，病理学的表现在皮质厚度或骨骺海绵组织内发展的骨样骨瘤之间存在显著差异。

对于后者，病灶周围反应通常较温和，仅以骨硬化的边界为标志。其病灶通常较大，直径可达 10～15mm。然而，皮质性骨样骨瘤会引起强烈而广泛的病灶周围硬化。

当病变在骨膜上，靠近骨膜的一侧骨膜反应更为显著。因此，病灶的图像特别难以从大量的骨硬化状态中"提取"。然而骨扫描可以发现这些异常。

骨扫描可以给出位于病灶处的摄取峰值，说明病灶的精确的性质和位置。这是诊断这种疾病的主要检查方法[6]。

由于其病灶周围硬化凝结的重要性，骨样骨瘤与肿瘤更相似。此外应该注意的是，骨样骨瘤病变的进展仅与外周反应有关，排除了病灶本身的任何增加，这在肿瘤的发展过程中是不常见的。

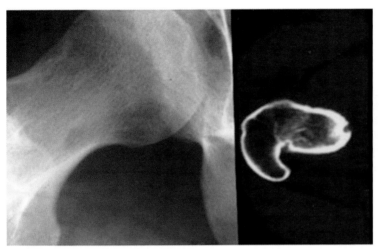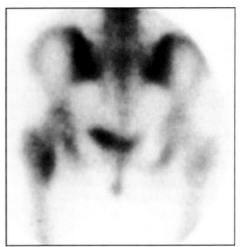

▲ 图 3-4 股骨颈骨样骨瘤的 X 线片和显像

七、治疗方法

在骨样骨瘤的演变过程中没有恶变的报道。有些病例可以自愈。

其中，骨化是自愈的一种方式。手术是最好的治疗方法，其目的是切除病灶（图 3-5）。

· 便于进一步行组织学鉴定。

· 避免因刮除不彻底而导致的复发。

切除病灶可形成凹陷缺损，因此要求在术中操作时精确定位。此外，切除小病灶不能造成功能上的损害。术中须在明确识别病灶范围后进行

操作，可用 3.2mm 的钻头在肿瘤外围钻孔，然后将病灶凿除，以彻底切除肿瘤。

在手术室中要对切除的部位进行现场 X 线检查，以确定肿瘤是否完全切除。

为了防止发生骨折，无论是否使用接骨板，均需自体骨移植重建。

有学者提出在透视下对肿瘤进行栓塞治疗，但其效果没有手术切除确切。

射频治疗：在 CT 引导下进行射频治疗，造成肿瘤局部坏死，其成功率有望达到 90%[7]。

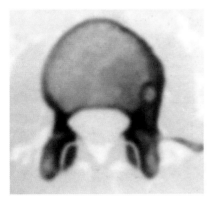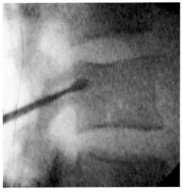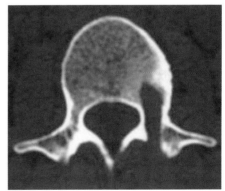

▲ 图 3-5 椎体病灶；经椎弓根切除术

参考文献

[1] Abdelhafid D, Moncef E et al. L'Ostéome ostéoide de l'extremité inférieur du radius: á propos d'un cas,localisation rare et revue de la littérature. Pan Afr Med J. 2016; 24: 46.

[2] Rosenthal DI, Hornicek FJ, Torriani M, Gebhardt MC, Mankin HJ. Osteoid Osteoma: percutaneous treatment with radiofrequency energy. Radiology. 2003;229(1):171-5.

[3] De Filippo M. Radiofrequency ablation of osteoid osteoma. Acta Biomed. 2018: 19(89) (1-S): 175-185.

[4] Raux S, Kohler R, Canterino I, Chotel F, Abelin-Genevois K. Ostéome ostéoïde de la fosse acétabulaire: À propos d'une série de cinq cas traités par résection percutanée. Revue de Chirurgie Orthopedique et Traumatologique. 2013;99(3):292-6. https://doi. org/10.1016/j.rcot.2013.02.002.

[5] Sim FH, Dahlin DC, Stauffer RN, Laws Jr ER. Primary bone tumors simulating lumbar disc syndrome. Spine. 1977; 2:65-74.

[6] Vigorita VJ, Ghelman B. Localization of osteoma osteoid: use of radionuclide scanning and autoimaging in identifying the nidus. Am J Clin Pathol. 1983; 79: 223-225.

[7] Montañez-Heredia E, Serrano-Montilla J, Merino-Ruiz ML, Amores-Ramírez F, Villalobos M. Osteoid osteoma: CT-guided radiofrequency ablation. J Acta Orthop Belg. 2009; 75(1): 75-80.

第 4 章　骨母细胞瘤
Osteoblastoma

Eduardo N. Novais　Franklin H. Sim　**著**

摘　要

骨母细胞瘤是由血管丰富的结缔组织基质组成的良性骨肿瘤。这是一种罕见病，主要见于年轻人。可发生在任何骨骼，最常见于脊柱，并可能出现神经根性压迫症状。在脊柱中，CT 是首选的影像学检查。鉴别诊断包括骨样骨瘤、动脉瘤样骨囊肿、骨巨细胞瘤和骨肉瘤。治疗方法包括刮除术或边缘、广泛切除术，具体取决于肿瘤的位置和分级。

关键词

骨母细胞瘤；脊柱肿瘤；侵袭性骨母细胞瘤

一、定义

骨母细胞瘤是一种由血管丰富的结缔组织基质组成的良性原发性骨肿瘤，可以产生活跃的类骨质和原始编织骨。1932 年，Jaffe 和 Mayer 描述了一种成骨细胞性骨样组织形成的肿瘤，首次将其描述为独立的实体。1954 年，Dahlin 将其命名为"巨型骨样骨瘤"，Golding 将其命名为"成骨性纤维瘤"。直到 1956 年，Lichtenstein 和 Jaffe 才提出目前公认的名称——"骨母细胞瘤"。

二、流行病学

骨母细胞瘤是一种罕见的肿瘤，大约只占所有骨肿瘤的 1%，占梅奥诊所所有良性肿瘤的 3.5%。虽然在 6 个月至 75 岁的患者中都有报道，但发病率的高峰期是在 20 岁左右，超过 70% 的

患者在确诊时 <30 岁。男性比女性更容易患病（男女之比为 2：1）。

三、发病部位

骨母细胞瘤几乎可以发生在任何骨骼，最常见于脊柱（图 4-1 和图 4-2）[1]。30% 的病例累及脊椎和骶骨；34% 的病例累及长管状骨，下肢比上肢更常受累；15% 的病例发生在颅骨、下颌骨或上颌骨；5% 的病例累及髋骨；10% 的病例累及手或足骨。

在脊柱骨母细胞瘤中，最常见的受累部位是胸椎和腰椎，其中脊椎后侧的最典型侵及部位是椎弓根和椎板。55% 的肿瘤位于脊椎后侧附件，42% 的肿瘤同时累及脊椎后侧附件和椎体，而单独椎体受累比较少见。在累及附肢骨骼时，病变

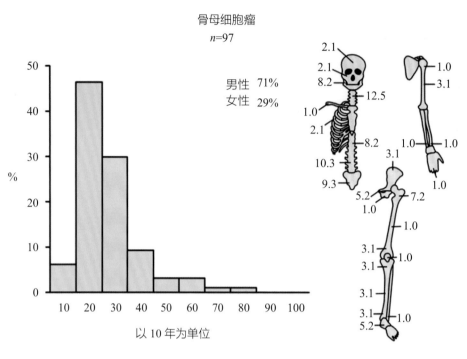

▲ 图 4-1　骨母细胞瘤的分布

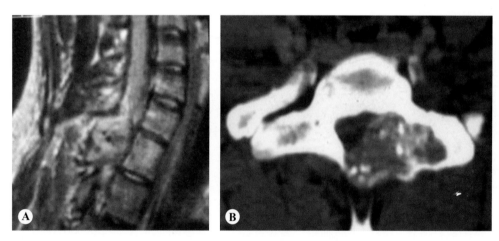

▲ 图 4-2　骨母细胞瘤：C_6 脊椎

倾向发生于骨干，75% 的病例提示累及干骺端，而累及骨骺的病例极为罕见。最常见的受累长骨是股骨和胫骨。累及一个以上骨骼的多中心骨母细胞瘤也极为罕见，在手和腿部曾有报道。

四、遗传学

骨母细胞瘤与核型异常有关，但目前还没有确定具体的特异性染色体易位。染色体进行了重排，其表现为染色体数目从二倍体到超二倍体不等。在骨母细胞瘤中经常出现 1 号和 14 号染色体受累。

五、临床表现

疼痛是最常见的临床症状，通常持续几个月至两年。与典型骨样骨瘤的疼痛症状相比，其疼痛的部位不明确，夜间疼痛加重，使用水杨酸类药物后疼痛改善的效果也不确定。其他突出的症状有局部肿胀、压痛、发热和步态异常。位于脊柱的骨母细胞瘤临床表现可能伴随神经系统病变，包括肌肉无力或萎缩、感觉减退和根性神经压迫症状[2, 3]，可能出现渐进性、疼痛性脊柱侧弯和斜颈等脊柱畸形。在少数情况下，骨母细胞瘤可能出现全身症状，如体重减轻、慢性发热、贫血和骨软化症。

六、影像学

骨母细胞瘤的影像学表现通常是非特异性的

（图 4-3）。在对 116 例四肢骨母细胞瘤病例的回顾中，仅根据影像学表现，43% 的病例提示有骨母细胞瘤，25% 的病例无特异性，17% 的病例建议诊断为骨样骨瘤。在剩下的病例中做出的诊断包括软骨细胞瘤、骨肉瘤、动脉瘤样骨囊肿、软骨发育不良、软骨肉瘤、骨巨细胞瘤和感染。

在四肢骨骼中，病变通常位于骨皮质内（65%），位于骨髓的较少见（35%）（图 4-4）。病变大小不一，1～11cm，边缘通常界限清楚，但也可能边界模糊或不明确。在一项涵盖 40 例四肢骨母细胞瘤的研究中，只有 33 例病灶边界

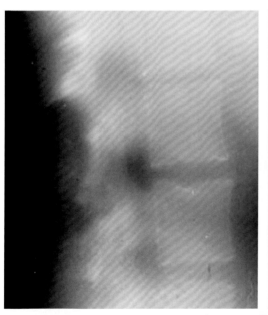
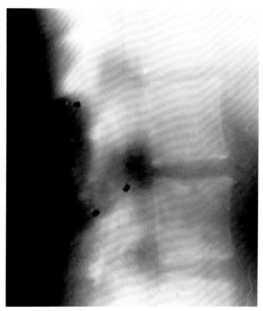

▲ 图 4-3　脊柱为常见位置

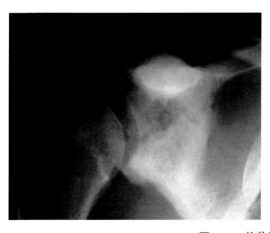
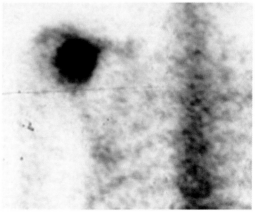

▲ 图 4-4　关节盂的骨母细胞瘤

清晰，其余病灶呈侵袭性外观。骨溶解和骨硬化可能单独出现或合并出现。骨皮质变薄、骨质膨胀和软组织肿块是侵袭性病变的特征，这可能被误解为恶性肿瘤的证据（图4-5）。在脊柱中，后方出现界限明确的膨胀性溶骨性病变，部分或广泛钙化，提示骨母细胞瘤的诊断。肋骨、胸椎和腰椎的骨母细胞瘤也有发生脊柱侧弯的报道。

其他影像学技术（如骨扫描、CT和MRI），是评估病变局部进展及发现潜在受累部位的有用工具。然而，这些检查并不能作为最终诊断的依据。对于脊柱，CT可以确定病变部位、硬化程度和骨质受累的程度，因此是首选影像学检查；由于广泛的反应性改变，MRI可能会高估病变的范围。

七、病理学

对外科刮除标本进行大体检查，肿瘤组织呈红色或红褐色、出血性、颗粒状、易碎的组织，由于含肿瘤骨的原因，可类似砂纸的性状。对完整切除标本的检查显示，病变的边界清晰，常位于骨皮质内，周围有广泛的硬化骨，瘤巢比骨样骨瘤大。脊柱部位的骨母细胞瘤经常侵及脊柱旁的软组织，这种情况在四肢的骨母细胞瘤中较少见。

显微镜下，骨母细胞瘤与骨样骨瘤相似，由富含血管的结缔组织基质组成，并形成活跃的类骨质和原始编织骨。新生骨小梁有不同程度的钙化，骨母细胞大多具有小而不明显的核，细胞质丰富，或者呈大而空泡状核，核仁突出。新生骨小梁的间质由增生的毛细血管和疏松排列的温和梭形细胞组成，骨母细胞常有活跃的核分裂象，但无细胞异型性。血管丰富，常伴有红细胞渗出。骨母细胞瘤的组织学特征可能存在差异，典型的组织学特征如疏松的纤维血管间质内的长骨样新生骨小梁或由单排骨母细胞围绕的编织骨，并不恒定出现。

典型的骨小梁丰富且分布均匀，然而，在高达20%的病例中，局部可见类似于骨肉瘤的花

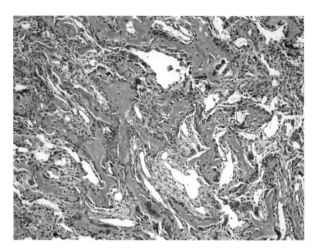

▲ 图4-5 骨母细胞瘤由许多不规则形状的骨小梁组成，骨小梁之间为低密度的纤维血管性结缔组织

边状类骨质。软骨被认为不是骨母细胞瘤组织学谱系的成分，但曾有含透明软骨或软骨基质的罕见病例报道。大约10%的病例中可以看到继发性动脉瘤样骨囊肿的区域，该区域可有多个囊腔形成，即在单个肿瘤区域内存在一个以上的病灶。

八、鉴别诊断

虽然一些影像学特征可以提示诊断，但通常不能做出最终诊断。在脊柱中，膨胀性钙化病变伴骨溶解，并累及脊柱后部，可确定为骨母细胞瘤。脊椎骨母细胞瘤应与骨样骨瘤、动脉瘤样骨囊肿（aneurysmal bone cyst，ABC）和骨巨细胞瘤（giant cell tumor，GCT）相鉴别。与骨母细胞瘤和ABC不同，脊柱的GCT通常涉及椎体，但可能侵及椎弓。脊柱的骨样骨瘤通常见于10—20岁患者。而骨母细胞瘤往往发病年龄稍大。从组织学上看，这些病变是相似的。这些病变间的主要区别是骨母细胞瘤倾向于形成硬化程度较低但更具侵袭性生长的肿块。骨样骨瘤的硬化程度较高，不具有侵袭性，并且在其发展过程中较早出现疼痛。McLeod等[4]将直径<1.5cm的病变定义为骨样骨瘤，将直径>1.5cm的病变定义为骨母细胞瘤。脊柱的动脉瘤样骨囊肿通常也发生

于后侧，可以扩展并侵及椎弓根、椎体和椎管，导致病理性骨折和神经系统受损。CT 检查可能有助于鉴别诊断，在确定治疗前必须通过活检病理来确认。四肢骨骼部位的鉴别诊断应包括骨样骨瘤、动脉瘤样骨囊肿、嗜酸性肉芽肿、内生软骨瘤、纤维结构不良、软骨黏液样纤维瘤和单发骨囊肿。在少数情况下，骨母细胞瘤可能表现出局部侵袭性的影像学特征，这些特征与骨肉瘤相同，如皮质骨的破坏、Codman 三角的形成和软组织侵犯。组织学分析可显示细胞丰富的肿瘤，其中包含比常规骨母细胞瘤更大、有丝分裂更频繁的致密成骨细胞区域。可能存在大量多核破骨细胞型巨细胞和丰富的类骨质，以及编织骨的骨小梁，即所谓的肿瘤骨，这与发生在常规骨肉瘤内的情况相似。镜下明显可见大小约为常规成骨细胞 2 倍的大片状成骨细胞，形状饱满，核仁突出。这些细胞被称为上皮样成骨细胞，是这种更具侵袭性的骨母细胞瘤标志。Lucas 等认为骨母细胞瘤具有侵袭性行为，然而他们未能确定其组织病理学特征与临床和影像学侵袭性之间的相关性。在他们的研究中，12% 的病例具有提示恶性的影像学特征，其中大多数是组织学分析中的常规骨母细胞瘤（图 4-6）。

在过去，骨母细胞瘤的侵袭性行为被称为"侵袭性骨母细胞瘤"和"恶性骨母细胞瘤"，但这些病变的精确定义仍未明确，两者被认为是相同或不同的病变。Bertoni 等[1] 和其他人报道了一些组织学表现与骨母细胞瘤相似的骨肉瘤病例，并建议将这些肿瘤视为类似于所谓的恶性骨母细胞瘤。无论使用什么术语，他们认为，重要的是要认识到这一小部分成骨细胞是核心的病变，类似于骨母细胞瘤，但其行为类似于骨肉瘤。也许最困难和最重要的任务是将侵袭性骨母细胞瘤与传统的骨肉瘤区别开来，因为它具有重要的临床意义。从逻辑上讲，区分骨母细胞瘤和骨肉瘤的最重要标准是浸润性。骨母细胞瘤是界限分明的病变，在原有的骨小梁之间没有渗透的倾向。

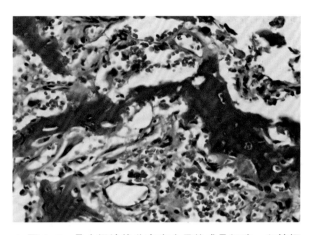

▲ 图 4-6 骨小梁边缘分布有大量的成骨细胞，血管间隙明显

九、治疗方法

骨母细胞瘤的治疗取决于肿瘤的位置和分期。对于 1 期（潜伏期）或 2 期（活跃期）的骨母细胞瘤，可采用刮除术（病灶内切除）和植骨术。对于 3 期（侵袭性）骨母细胞瘤，应进行边缘切除或广泛切除。无论采用何种治疗方法，目标都应该是完全切除肿瘤。脊柱的骨母细胞瘤由于解剖结构更复杂，且与神经血管结构接近，可能会比位于其他部位的长骨肿瘤更具挑战性。此外，肿瘤切除可能会危及椎体的结构稳定性，并可能需要椎体内固定。脊柱骨母细胞瘤的复发率与分期和手术切除方式有关。据报道，在侵袭性骨母细胞瘤中，不完全切除的复发率高达 50%，而对于侵袭性较低的病变，复发率为10%～15%。对孤立的侵袭性脊柱骨母细胞瘤的回顾分析显示，瘤内切除的复发率为 93%；边缘切除为 15%；整块切除为 20%。脊柱侵袭性骨母细胞瘤（3 期）的特点是病变突破骨质并有软组织肿块形成，在解剖学可行的情况下，建议整块切除，以减少局部复发的风险。选择性术前动脉栓塞可能有助于减少术中的出血量。放射治疗对于复发病变或不能完全切除病变或由于解剖学限制病变（如涉及神经系统结构）的效果存在争议，大多数报道显示这种治疗方法没有优势。

参考文献

[1] Bertoni F, Unni KK, Mcleod RA, Dahlin DC. Osteosarcoma resembling osteoblastoma. Cancer. 1985;55:416-26.

[2] Wold M, Sim U. Atlas of orthopedic pathology. W.B. Saunders Company; 1990.

[3] Nemoto O, Moser RP Jr, Van Dam BE, Aoki J, Gilkey FW (1990) Osteoblastoma of the spine: a review of 75 cases. Spine 1990; 15: 1272-1280.

[4] McLeod RA, Dahlin DC, Beabout JW. The spectrum of osteoblastoma. Am J Roentgenol. 1976;126:321-35.

第5章　骨肉瘤

Osteosarcoma

Dominique G. Poitout　著

摘　要

骨肉瘤，也称成骨性肉瘤，是一种原发性恶性骨肿瘤，有多种组织学亚型，可分为3类，每1类预后都不同。作为一种恶性肿瘤，它具有发生早期转移的特点，肺部是最常见的转移部位。骨肉瘤最常见于下肢的膝关节周围或上肢的肱骨近端。诊断要综合考虑临床、影像和组织病理。在过去的10年中治疗方法有所发展，包括根治性手术、化疗和免疫治疗。具体治疗方案的制订要综合考虑组织学亚型、肿瘤大小和是否发生转移。主要的预后因素是诊断时病灶的位置、组织学类型、肿瘤大小和转移情况。

关键词

骨肉瘤；成骨性肉瘤；骨肿瘤；化疗；根治性手术

骨肉瘤或成骨性肉瘤是其组织学上的定义。

它是一种恶性的原发性骨肿瘤，肿瘤细胞会产生骨化的骨组织[1]。

尽管骨肉瘤与显示成软骨细胞或成纤维细胞的组织区域具有相关性，但肿瘤性成骨细胞依然是其诊断的主要依据。因此在骨肉瘤病灶组织中明确这些细胞显得异常重要，这也有助于鉴别软骨肉瘤和纤维肉瘤。

在评估预后和治疗时必须综合考虑组织学、病理学、临床症状及疾病进展等变量因素。由于研究同种类型的骨肉瘤及其预后存在困难，而且使用不同治疗方法的病例数量很少，因此这种对照研究并不可靠。

截至目前，研究依然认为骨肉瘤预后很差。虽然外科手术和化疗都有了长足的发展，但骨肉瘤仍被认为是当今非常严重的疾病，不过，在过去的几年里，骨肉瘤的预后已经有了很大的改善（图 5-1）。

一、解剖病理学

解剖学方面。通常骨肉瘤的诊断需要活体组织检查，X线片显示骨肉瘤的进展不仅侵及了干骺端，而且还侵犯了部分骨干。病理组织切片有时会显示出对髓腔的侵犯，而这在影像学上可能观察不到。

这些肉瘤具有多种表现形式：成骨性的、成

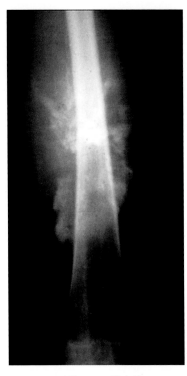

▲ 图 5-1　骨肉瘤

软骨性的、富血管的、坏死性的、成骨性不显著的、成骨性为主的。这些不同的宏观或微观表现，造成了骨肉瘤多种多样的形态学表现。

组织病理学方面。骨肉瘤有多个组织学分类，该分类对其预后评估有很大帮助。

二、第一类（Ⅰ型）

第一类骨肉瘤预后相对良好。分化良好的骨肉瘤有时会被误诊为骨母细胞瘤。在大多数情况下，通过单纯切除可获得痊愈。

皮质旁骨肉瘤，最早由 Geschickter 和 Copeland 报道描述，其位于外层骨皮质，有时似乎在骨皮质外面，没有侵犯骨髓腔。

骨膜骨肉瘤，位于骨膜下，其将骨膜与骨皮质分隔开来。

这两种类型肿瘤通过组织学鉴别诊断比较困难，因为梭形细胞几乎无核分裂象，并且异型性不明显，肿瘤性骨组织可类似于分化成熟骨小梁样结构，病理诊断存在极大误诊风险。

在鉴别诊断时需要注意，骨瘤没有非典型性

细胞，有时在骨小梁之间可以发现少量造血骨髓，不同的是，皮质旁骨肉瘤可以发现梭形细胞（图 5-2）

三、第二类（Ⅱ型）

第二类骨肉瘤的预后较差，占骨肉瘤常见类型的 65%～70%，组织学表现呈多样性，有时表现为成软骨性或成骨性。

在年轻人中，常出现软骨形成。在此类骨肉瘤中，有三种组织学类型：成骨型、成纤维型和成软骨型。

成骨型骨肉瘤是恶性程度最高、预后最差的一种类型，亦是最常见的骨肉瘤。

骨肉瘤的恶性程度主要依据以下 3 个因素。

• 核分裂数目。
• 有无未分化区域。
• 有无血管侵犯。

肿瘤组织出现未分化和血管瘤栓是骨肉瘤主要的危险因素。由于骨肉瘤形态学的多样性，核分裂象可多少不等，核分裂象活跃的差分化区域可与成骨性区域共存，未分化区域有时可无骨样或软骨样组织。

四、第三类（Ⅲ型）

第三类骨肉瘤是预后非常差的骨肉瘤。

毛细血管扩张型骨肉瘤常累及干骺端和骨干，有时与动脉瘤样骨囊肿和血管肉瘤鉴别诊断较困难（图 5-3）。

成软骨型或成骨型未分化骨肉瘤，肿瘤细胞呈多形性，细胞大小和形态不一。

小细胞未分化骨肉瘤与尤因肉瘤常常需要鉴别诊断。前者多表现为网状结构，PAS 染色可显示肿瘤细胞胞浆内颗粒状物，核仁常不规则，染色质细腻，细胞核常较大，而尤因肉瘤的细胞核较小。

未分化骨肉瘤的肿瘤细胞形态不规则。一些 30 岁左右发病的患者中可出现骨干的侵犯，这种情况往往需要与转移性 Parker 肉瘤（旧称"网状

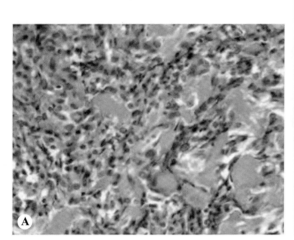

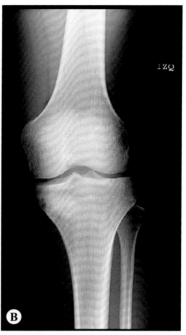

▲ 图 5-2 骨肉瘤
A. 组织学表现；B. 胫骨近端影像学表现

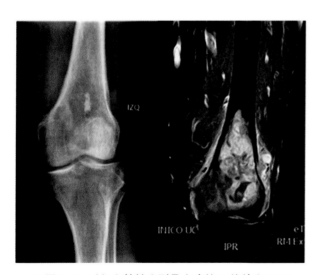

▲ 图 5-3 毛细血管扩张型骨肉瘤的 X 线片和 MRI

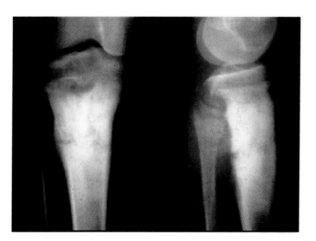

▲ 图 5-4 骨肉瘤，X 线片上的成骨表现

细胞肉瘤"，淋巴瘤的一种）相鉴别，肿瘤性成骨有助于鉴别，其常表现为细丝状、网格状或花边状新生骨。

硬化性骨肉瘤的特点是在短时间内形成较多的骨组织。影像学显示为云絮状较高密度影，组织学显示为大量丰富的新生骨为主的成骨型肿瘤。此类型骨肉瘤的预后非常差（图 5-4）。

诚然，骨肉瘤的分型是非常有必要的，这需要精湛的组织病理学诊断技术。

五、临床研究、诊断及预后

不同类型骨肉瘤的临床表现不尽相同，但大多数情况下，一些典型的特征可以怀疑骨肉瘤。然而，有必要强调的是，最令人信服的"怀疑"也不能作为最终诊断。最终诊断需要组织学上的确认。这意味着在做任何治疗决定之前，必须进行活检。

相反，临床表现方面对于评估预后具有非常重要的价值[2]。

（一）性别

骨肉瘤男性的发病率略高（约占 60%）；超过 50% 的病例发生在 15—25 岁。幼儿的预后较差。

（二）骨肉瘤的发病部位

多见于干骺端，也可发生在骨干上。

最常见的位置是在膝关节周围和肱骨近端（远离肘部）。发生于扁平骨和脊柱部位的较少见，而且预后较差，很难进行根治手术。

发生于股骨的病例似乎要比发生于胫骨或腓骨严重[3]。

（三）肿瘤的发展

对软组织的侵袭是持续性的。

肿瘤的大小具有预后评估价值，肿瘤 < 5cm 有 40% 的存活率，而 >10cm 存活率只有 4%。

（四）症状

疼痛和肿胀是 2 个令人困扰的症状。

可表现为剧烈疼痛，而且常发生在夜间，但大多时候进展非常缓慢，从而耽误了尽早就医。

肿胀仅在某些部位和已进展的病例中可以发现。出现这些症状提示需要进行影像学检查。

（五）影像学（CT、MRI、动脉造影、骨扫描）

影像学检查是诊断的关键，需要在活检前进行。

在已进展的病例中，有明显的恶性肿瘤的特征：边界不清的弥漫性骨重塑、骨溶解或成骨缺损、骨皮质缺损、骨膜反应、软组织侵犯、日光放射影，另外，那些影像学表现不太显著的病例特别需要注意鉴别（图 5-5）。

CT 扫描能更好地显示钙化区，并能精确显示溶骨性骨质病变在骨内部及外部的侵袭。

MRI 可以对肿瘤病变的骨质内外范围，以及骨周围的软组织进行分析研究。它能够显示血管和神经的侵及情况及总体上是否存在"跳跃"转

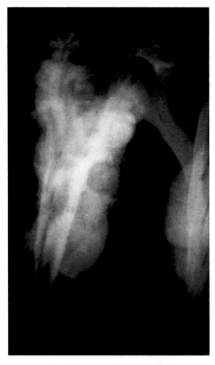

▲ 图 5-5　骨肉瘤的成骨表现

移。这意味着同一块骨头内的髓内病变与原发部位可以相离很远。

骨扫描检查可以显示原发病灶、不连续的溶骨性中心区域（高浓聚区域）、有少量骨皮质侵蚀的病变。

动脉造影需要在术前进行，以确定肿瘤周围血管的分布情况，并考虑到术中分离切除肿瘤的风险。这项检查也可以与 MRI 相结合，MRI 可以分析血管壁粘连及肿瘤即时侵袭情况。

无论进行任何形式的检查，在确定治疗方案前都必须进行活检。

（六）生物学检查

VHS 和碱性磷酸酶都不具有诊断价值。

（七）特殊的临床情况

成人或老年人的骨肉瘤可能不具有典型特征性，可以发生在骨干。

需要强调的是，放射诱发的骨肉瘤可能在骨骼被照射多年后出现。在这种情况下，只有多次的骨活检才能将其与放射性骨坏死相鉴别。

多中心骨肉瘤在人类中发生率较低，但在犬

类中比较常见。它们通常以成骨性肿瘤的形式出现。

Paget 型骨肉瘤和巨细胞型骨肉瘤常伴有溶骨性表现，预后很差。

六、肿瘤转移

从预测的角度来看，一旦发现骨质的骨肉瘤病变，肺部的转移常常不可避免。

转移进展的结果是导致死亡，即使原发的骨肉瘤病灶可能已经消失，如通过手术根治切除。

患者并非真正死于骨肉瘤，而是死于原发骨肉瘤的继发转移。

（一）转移瘤的检测

98% 的转移发生在肺部，发生在其他部位的比较少见。转移有时是孤立的，但大多数与肺部转移有关。20 个月以后，没有发生转移的生存曲线很快下降到 30% 以下。

大多数转移出现在前 2 年，这给幸存的患者提供了一个良好的治愈机会。

目前的治疗（化疗）有时并没有太大作用，只是减缓了疾病的进展。

（二）不易察觉的疾病

在疾病进展过程中，有必要区分转移灶的形态，以便尽早明确诊断。

骨骼病变部位的解剖学特征、早期侵袭过程中动脉造影及电镜下的表现，以及有利于栓塞现象发生的循环条件，均使恶性肿瘤细胞易进入循环血液。

对肺转移瘤进展的研究表明，在患者首次检查时，有 60%～80% 的患者可在亚临床阶段发现转移。事实上，这些病例中只有 10% 被确诊为转移瘤。

尽早诊断出转移瘤这种难以察觉的疾病，对当今的治疗来说至关重要。

七、病毒学和免疫学研究

1911 年 Rous 发现第一种肉瘤病毒后，又在小鼠、猫和猴子中分离出其他肉瘤病毒，由此对人类肉瘤病毒的研究在当前给予了特别的关注。

1963 年 Miriam Finkel 和 Dmochowski 在啮齿类动物中发现了骨肉瘤病毒，但在人类中尚未确定。这些 RNA 型病毒的代表颗粒 C 已在人类细胞培养物中被意外发现。它们的特点是存在一种非常特殊的酶，即反转录酶，它可以复制 DNA、病毒 RNA，这是病毒最后整合到感染细胞 DNA 所必需的阶段。但这种整合只能包括病毒基因组的一部分，因此有必要检测病毒成分的生化和免疫印迹（图 5-6）。

在人类肉瘤细胞中病毒 RNA 反转录酶存在修饰活性，这种说法并不令人信服。因为这种活性类型已在其他人体组织和胚胎非转化细胞的培养物中被发现了。在缺乏对病毒活性直接检测的情况下，可进行以下间接性检测。

• 寻找肿瘤细胞表面的共同抗原，并在血清中、其他人体组织中和胚胎非转化细胞的培养物中寻找抗体。

• 寻找杂交技术来检测和测量细胞中核酸的核心遗传信息序列，作为病毒基因组存在的佐证部分。但这些病毒序列尚无法与肿瘤的特征相关联。

所以直到今天，与人类肉瘤相关的病毒假说还没有被证实。尽管在没有证明病原体的情况下，肿瘤细胞的抗原性可以用来刺激机体对肿瘤的免疫防御，但是使用肿瘤抗体进行疫苗接种的

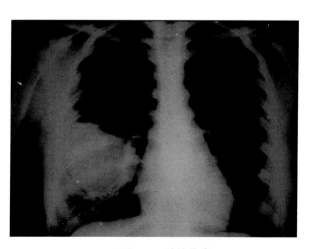

▲ 图 5-6　肺转移瘤

有效性，迄今为止还没有得到证实。

八、治疗方法

治疗方法有很多，但有一些事实需要考虑：超越局部骨病变的治疗，是为了治疗难以察觉的疾病，因此局部治疗必须与全身疾病相结合。

（一）直接治疗骨病变的方法：根治手术

必须对肿瘤的边界及与血管和神经接触的区域有一个完整认识。MRI 和动脉造影可以在距离肿瘤几厘米的地方为肿瘤切除提供关键的信息。肿瘤切除与截肢具有相同的价值。血管和神经如果受到侵犯，则必须切除。活检手术通道必须与肿瘤一起完整切除，以避免局部复发。

当瘤体完整并在其边缘（＞2cm）被切除时，将被视为边缘切除；当肿瘤被切开，将被视为瘤内切除。考虑到患者的生命安全，任何切除不彻底的怀疑都可以作为截肢的理由。

在彻底的肿瘤切除后，通常无法通过大量骨移植或假体进行大规模的骨重建[4, 5]。

目前，除非肿瘤不能完整切除，否则不使用放射治疗[6]。一些亚洲学者建议在切除时进行术中原位照射，从肿瘤生长的角度来看，这一系列的研究似乎令人满意。

（二）不可察觉疾病的相关方法

化疗：有效药物的开放及联合使用，可以达到一个良好的生存率。高剂量甲氨蝶呤与叶酸、多柔比星、环磷酰胺和顺铂一起使用，其有效性已经得到证实[7]。

几种化疗药物的联合使用是非常有益的。长期使用甲氨蝶呤－叶酸和多柔比星联合治疗的患者，其存活率接近 60%～75%，且没有转移[8]。

来自 Rosen（T10）的方案，联合多柔比星、环磷酰胺和甲氨蝶呤－叶酸是一个非常有效的组合。

若要取得良好的辅助化疗效果，必须注意到化疗可能带来的严重并发症，这些并发症有时甚至是致命的。因此辅助化疗的治疗方案、药物剂量、时间顺序和过程监督必须经过严格核查[9]。

（三）干扰素

1957 年 Isaacs 和 Lindenmann 发现，干扰素是一种具有抗病毒活性的蛋白质，同时也具有抗肿瘤和免疫调节活性。

（四）免疫疗法

只有当骨肉瘤的发生是由于免疫系统效能的失败，才会选择免疫疗法，并且研究认为截肢后的痊愈是由于机体免疫防御的作用。

免疫疗法的效果目前尚不确定，只有很少的系列研究，尚无随机对照的文献报道，大多数的研究工作仍集中在不同化疗方案的对比研究上[10]。

（五）可察觉转移瘤的治疗

局部转移的放射治疗效果令人非常失望，肿瘤体积仅出现非常短暂的缩小或消失[8]。

在这些情况下，化疗的疗效也很差，治愈的可能性很小。

多柔比星、甲氨蝶呤、叶酸、环磷酰胺、丝裂霉素 D、达卡巴嗪（DTIC）和顺铂等化疗药物的联合使用，可以获得相对满意的效果。

然而需要注意的是，考虑到化疗的疗效和复发率，有必要在化疗的受益和预期死亡之间取得平衡。

与此相反，当肺部转移瘤可切除时，必须重新进行化疗。随访发现出现转移越晚，预后会更好。

目前，肺转移瘤的系统切除已得到广泛的应用，并取得了良好的疗效。

骨肉瘤的治疗示意图。
- 诊断：临床－影像－组织病理学。
- 治疗。
  - 新辅助化疗[11]。
  - 手术。
  - 辅助化疗[12-14]。
- 最常用的治疗骨肉瘤的药物有：多柔比星、放线菌素 D、异环磷酰胺、环磷酰胺、顺铂、甲氨蝶呤（大剂量）；即 Rosen（T10）方案中使用的药物。
- 方案示例（必须由化疗医师管理）。

- 新辅助化疗：6～18周。
  - ➤ 多柔比星＋顺铂4周。
  - ➤ 4～6周：甲氨蝶呤（大剂量）＋叶酸。
  - ➤ 多柔比星＋顺铂4周。
  - ➤ 甲氨蝶呤（大剂量）2周。
- 手术：整块切除＋重建术或截肢。
- 肿瘤坏死率的研究评估。
- 辅助化疗。
  - ➤ 甲氨蝶呤（大剂量）＋叶酸1周。
  - ➤ 多柔比星＋顺铂1周。
  - ➤ 重复至28周。

九、皮质旁骨肉瘤

1951年由Geschikter和Copeland首次描述报道了皮质旁骨肉瘤，它的解剖－临床特征和总体预后较好，需要将该肿瘤与其他骨肉瘤区分开来（图5-7）[15, 16]。

皮质旁骨肉瘤是一种分化良好的组织学类型，其解剖结构由皮质的侵及特点和骨外的发育情况所决定。

其发病率不高，在女性中的发病率很低。

它比经典骨肉瘤出现的晚，大多出现在30—40岁。

最常见的位置是股骨远端干骺端。

它的无痛性表现导致了只有当肿块出现时才被发现并确诊，从而导致确诊较晚。

X线片表现为骨外肿块，边界规整，未侵犯软组织，类似于植入骨皮质的不透明长植入物。

骨扫描可以显示肿瘤在骨皮质中侵及的确切区域。

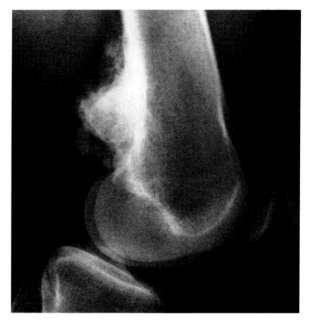

▲ 图5-7　皮质旁骨肉瘤 X 线片

MRI 显示没有软组织的侵犯。

肿瘤的生长非常缓慢，转移出现的较晚。

治疗方法只能通过外科手术。放疗和化疗均无效。切除股骨远端后用大段的同种异体骨、人工假体或同种异体骨联合人工假体进行重建，可以获得良好的功能效果。当没有软组织保障有效的膝关节功能时，有时会建议采用 Merle D'Aubigné 改进的 Juvara 技术进行关节融合术。肿瘤和骨皮质的完全切除必须在远离肿瘤基底的区域进行。

如果复发，则需要截肢，因为较大概率发生转移。

考虑到该肿瘤进展缓慢、转移晚、复发晚，因此需要长时间的随访。

参考文献

[1] Misaghi A.Osteosarcoma: a comprehensive review. SICOT J 2018; 4:12. https://doi.org/10.1051/sicotj/2017028. Epub April 9, 2018.

[2] Rosen G, Marcove RC, Caparros B, Nirenberg A, Kosloff C, Huvos AG. Primary osteogenic sarcoma: The rationale for preoperative chemotherapy and delayed surgery. Cancer. 1979;43(6): 2163-77.

[3] Ozaki T, Flege S, Kevric M, et al. Osteosarcoma of the pelvis: experience of the cooperative osteosarcoma study group. J Clin Oncol. 2003;21(2):334-41.

[4] Malek F, Somerson JS, Mitchel S, Williams RP. Does limb-salvage surgery offer patients better quality of life and functional capacity than amputation? Clin Orthop Relat Res. 2012;470(7):2000-6.

[5] Nystrom LM, Morcuende JA. Expanding endoprosthesis for pediatric musculoskeletal malignancy: Current concepts and results. Iowa Orthop J. 2010; 30:141-149.

[6] DeLaney TF, Park L, Goldberg SI, et al. Radiotherapy for local control of osteosarcoma. Int J Radiat Oncol Biol Phys. 2005;61(2): 492-8.

[7] Brosjö O. Surgical procedure and local recurrence in 223 patients treated 1982-1997 according to two osteosarcoma chemotherapy protocols: The Scandinavian Sarcoma Group experience. Acta Orthop Scand Suppl. 1999;285:58-61.

[8] Moore DD et al. Advances in targeted therapy for osteosarcoma. Zhou W. et al. Discov Med Cancer Treat Res. 2014;162: 65-92. https://doi.org/10.1007/978-3-319-07323 PMID: 25070231, https://doi.org/10.1007/978-3-319-07323-1_4.

[9] Hawkins DS, Conrad EU III, Butrynski JE, Schuetze SM, Eary JF. [F-18]-fluorodeoxy-D-glucose-positron emission tomography response is associated with outcome for extremity osteosarcoma in children and young adults. Cancer. 2009;115(15):3519-25.

[10] Wang D, Tang L, Wu H, Wang K, Gu D. MiR-127-3p inhibits cell growth and invasiveness by targeting ITGA6 in humanosteosarcoma. IUBMB Life. 2018; 70(5):411-419. https://doi.org/10.1002/ iub.1710. Epub March 23, 2018,

PMID: 2957311.

[11] Bacci G, Bertoni F, Longhi A, et al. Neoadjuvant chemotherapy for high-grade central osteosarcoma of the extremity: Histologic response to preoperative chemotherapy correlates with histologic subtype of the tumor. Cancer. 2003;97(12):3068-75.

[12] Picci P, Bacci G, Campanacci M, Gasparini M, Pilotti S, Cerasoli SF, Bertoni F, Guerra A, Capanna A, Albasinni U. Histologic evaluation of necrosis in osteosarcoma induced by chemotherapy. Cancer. 1985; 56: 1515-1521.

[13] Harrison DJ, Schwartz, MD. Osteogenic sarcoma: systemic chemotherapy options for localized disease. Curr Treat Options Oncol. 2017;18:24.

[14] Eilber FR, Rosen G. Adjuvant chemotherapy for osteosarcoma. Semin Oncol. 1989;16(4):312-22.

[15] Unni KK, Dahlin DC, Beabout JW, Ivins JC. Paraosteal osteogenic sarcoma. Cancer. 1976;37:2466-75.

[16] Claude L, Rousmans S, Bataillard A, Philip T. Fédération nationale des centres de lutte contre le cancer (FNCLCC); Fédération hospitalière de France (FHF); Fédération nationale de cancérologie des CHRU (FNCCHRU); Fédération française de cancérologie des CHG (FFCCHG); centres régionaux de lutte contre le cancer (CRLCC); Société française de lutte contre les cancers de l'enfant et de l'adolescent (SFCE). Standards and Options for the use of radiation therapy in the management of patients with osteosarcoma: Update 2004. Cancer Radiother. 2005; 9(2): 104-121. Review. French. PMID:1588088.

第三篇 成软骨性骨肿瘤

Lesions Forming Cartilage

第6章 骨软骨瘤和遗传性多发性骨软骨瘤
Osteochondroma and Hereditary Multiple Osteochondromas

Franklin H. Sim　著

摘　要

骨软骨瘤是最常见的骨肿瘤，主要影响 20 岁以下患者。在 90% 的病例中表现为单发病变；其余的病例是遗传性多发性骨软骨瘤综合征的一部分。骨软骨瘤的发病机制尚不完全清楚。其通常发生在长骨干骺端。恶变在单发病变中很少见，但在遗传性多发性骨软骨瘤综合征中常见。单发的骨软骨瘤是没有症状的，可以通过 X 线检查偶然发现。鉴别诊断包括良性和恶性骨病变。

关键词

骨软骨瘤；软骨；外生骨疣；骨肿瘤；良性骨病变

一、定义

世界卫生组织将骨软骨瘤定义为："一种软骨覆盖的骨突出物，出现在骨的外表面，含有与下方骨相连续的骨髓腔"。常用术语"外生骨疣"表示任何骨的生长，不应被误用为骨软骨瘤的同义词。单发的骨软骨瘤以非家族性的、散发性的病变形式出现。遗传性多发性骨软骨瘤（hereditary multiple osteochondroma，HMO）、遗传性多发性外生骨疣（hereditary multiple exostoses，HME）、骨干性软骨发育不全、多发性软骨外生骨疣这些术语都曾被用来描述多发性骨软骨瘤的生长特点。

二、流行病学

骨软骨瘤是最常见的骨肿瘤，然而其真实发病率难以确定，因为许多患者没有症状，导致肿瘤未被发现。然而，据估计，骨软骨瘤约占所有原发性良性骨肿瘤的 35%，占所有骨肿瘤的 10%。据报道，儿童骨软骨瘤的年发病率为 35.2/100 万。

大约 90% 的骨软骨瘤表现为单发病变。其余的病例是多发性遗传性骨软骨瘤综合征的一部分。

骨软骨瘤多发生于儿童和青少年，大约 80% 的病变发生在 20 岁之前，约 60% 的患者为男性。

三、发病部位

骨软骨瘤通常发生在软骨成骨过程中的骨骼上。最常受累的是长管状骨干骺端，很少累及骨干。受累部位从高到低依次为股骨远端、肱骨近端和胫骨近端（图 6-1）。

大约 5% 的病例累及骨盆[1]，约 3% 的病例累及脊柱[2]。其中腰椎和颈椎的后部最常受累。据报道，脊柱受累与脊髓压迫的进展和继发的神经功能障碍有关[3-8]。手和足的小骨病变可能与多发性骨软骨瘤有关[9-12]。骨软骨瘤 5% 的病例可累及肩胛骨，可导致肩胛骨的弹响综合征和翼状肩胛骨[13, 14]。累及肋骨或胸骨的病例比较罕见（图 6-2 和图 6-3）[15]。

四、病因和发病机制

关于骨软骨瘤真正性质的争论越来越多。一些学者认为骨软骨瘤是一种生长障碍[16]（发育畸变假说），而其他学者则认为其是一种真正的良性肿瘤。在过去，因其位于典型的干骺端位置，导致一种假说认为骨软骨瘤起源于干骺端软骨的一部分及其生长的结果[17]。软骨化生、骨重建缺陷[18]、骨膜功能障碍[19]都被认为在骨软骨瘤的发病机制中起到一定作用。而骨骺线发育异常导致的正常骨生长方向的改变被认为是骨软骨瘤的主要病因[16, 20]。已有报道，在放射治疗后[21, 22]

和累及生长板的骨折后[23]都有继发性骨软骨瘤的发生。然而，细胞遗传学研究已经确定了两个基因位点和次序列突变，表明 EXT1 和 EXT2 基因的缺失或突变在单发和多发骨软骨瘤的发病机制中都很重要，因此有充分证据表明这些病变是肿瘤性的[24-26]。

遗传性多发性骨软骨瘤（HMO）是最常见的遗传性骨骼发育不良，发病率约为 1/50 000，是一种全外显的常染色体显性遗传病[27]（图 6-4）。

HMO 与染色体 8q24.11-q24.13 上的 *EXT1* 基因和染色体 11p12-p11 上的 *EXT2* 基因的突变有关。到目前为止，已经有近百种不同的 *EXT1* 和 *EXT2* 突变的报道[26, 28, 29]。失活性突变（移码、无意义编码和剪接位点）约占 HMO 致病突变的 80%[26]。错义突变不太常见[30]。在单发的骨软骨瘤中，这些基因的突变主要来自于病变本身的细胞[31]。

五、病理学

骨软骨瘤的大体特征取决于病变是否有蒂（图 6-5）。无蒂骨软骨瘤通常是圆形的，有一个

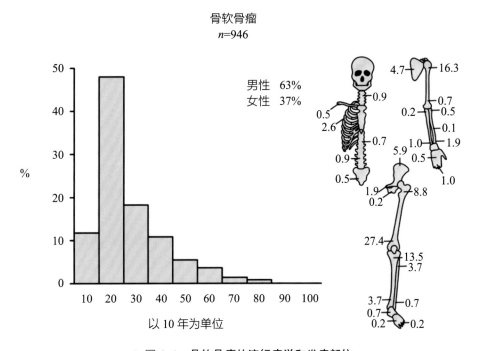

▲ 图 6-1　骨软骨瘤的流行病学和发病部位

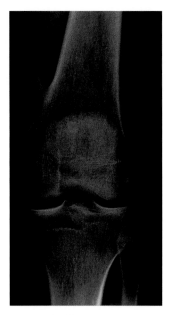

▲ 图 6-2　带蒂骨软骨瘤典型 X 线片

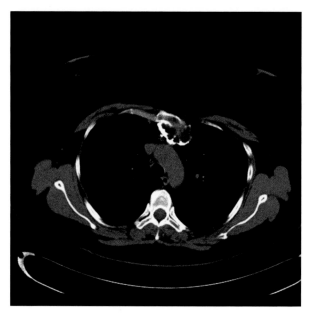

▲ 图 6-3　胸骨骨软骨瘤

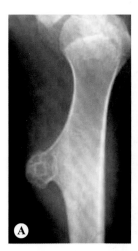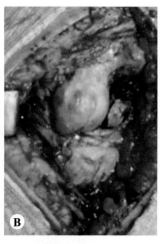

▲ 图 6-4　股骨骨软骨瘤
A. 影像学表现；B. 术中外观

薄的软骨帽；而有蒂病变则像一个蘑菇，有一个骨柄和一个软骨帽。软骨帽表面光滑，通常在骨骼成熟期骨化，其厚度不超过几毫米。在软骨帽的上方通常有一个黏液性滑囊。

镜下可见薄的骨膜层覆盖在软骨帽上，薄的软骨帽由骨陷窝内的软骨细胞簇拥状排列组成，内含丰富的软骨基质。软骨帽基底部的外观类似于骨骺生长板，其通过软骨内层骨化形成规则的骨小梁而成熟。骨小梁间隙通常被脂肪或骨髓造

血细胞所填充。

六、自然病程

骨软骨瘤通常在骨骼发育过程中生长并骨化（图 6-6）。虽然很罕见，但也有报道显示单发的骨软骨瘤会自发消退。

一般来说，病变会随着骨骼的成熟而停止生长。对于骨骼成熟后继续生长的病变，必须仔细评估其恶变的可能性。恶变在单发的骨软骨瘤中极为罕见（低于 1%）。

在遗传性多发性骨软骨瘤中，恶变较为常见。基于临床的研究报道，其发生率为 0%～5%。

与骨软骨瘤和 HMO 相关的最常见恶性肿瘤是外周软骨肉瘤，然而，骨肉瘤也曾有报道。起源于骨软骨瘤的软骨肉瘤通常是低级别恶性肿瘤（图 6-7）。

恶变的诊断具有挑战性，需要临床、影像学和组织学资料相结合。骨骼生长超过成熟期，影像学证据表明软骨帽增大（＞2cm）是与恶变有关的特征。组织学上提示为软骨细胞的柱状形态消失。骨和软骨结节浸润入软组织，伴有有丝分裂活跃，异型性和坏死。

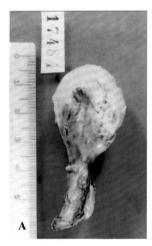 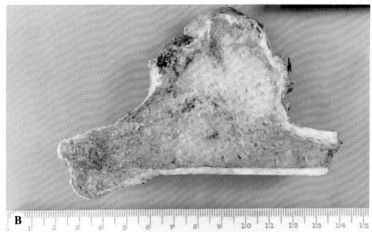

▲ 图 6-5 骨软骨瘤的大体形态
A. 带蒂骨软骨瘤；B. 无蒂骨软骨瘤

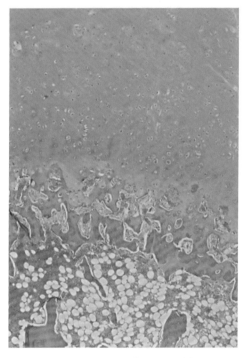

▲ 图 6-6 骨软骨瘤的组织学特征

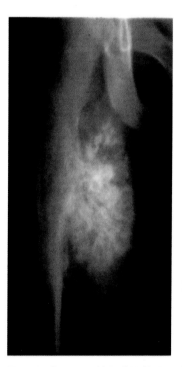

▲ 图 6-7 起源于骨软骨瘤的软骨肉瘤

七、临床表现

大多数单发骨软骨瘤是无症状的，可能被偶然诊断。最初的表现可能与可触及的无痛性肿块有关。周围组织的机械性刺激可能导致软骨帽周围出现滑囊。覆盖的肌腱和肌肉也可能受到刺激，进而导致疼痛和活动受限。偶尔也有骨软骨瘤因压迫附近的神经而产生症状。尤其是发生在

腓骨近端的骨软骨瘤。因骨软骨瘤的直接压力而产生静脉血栓和假性动脉瘤的情况较为罕见。

骨软骨瘤蒂的骨折可能产生急性疼痛。脊柱的骨软骨瘤可能引起脊髓或神经根压迫，进而出现神经系统症状。

在遗传性多发性骨软骨瘤中，病变数量有很大的临床差异。已报道与 HMO 有关的上肢和下

肢的多种畸形，包括踝外翻、膝外翻和腕关节尺偏伴尺骨相对短缩。大多数情况下，双侧肢体对称性受累。而对于单发骨软骨瘤较罕见的部位（如骨盆），在 HMO 中却更常见（图 6-8）。

单发骨软骨瘤的 X 线片表现具有高度特异性，足以明确诊断（图 6-9）。通常情况下，它的特点是长管状骨的干骺端外表面出现一个骨性突起（有蒂或无蒂）。病变的髓腔与受累骨的髓腔连成一体。这些缓慢生长的病变通常会远离最近的关节而指向骨干。在 HMO 中，管状骨的干骺端通常由于未能形成正常管状骨而变宽。骨软骨瘤的表面膨胀成蘑菇状，形成软骨帽。该骨软骨瘤的顶端可能在普通 X 线片上看不到。如果软骨帽大而边界不清，且含有不规则的钙化，应鉴别是否发生恶变。

八、其他影像技术

尽管 X 线片足以诊断四肢的骨软骨瘤，但 CT 和 MRI 在评估解剖结构复杂的病变中具有重要作用（如骨盆和脊柱）。此外，CT 有助于检查病变和宿主骨之间的髓腔连续性。这一特征对于鉴别良性骨软骨瘤与外周软骨肉瘤、骨膜软骨瘤等骨皮质病变非常重要。

MRI 在评估骨软骨瘤的软骨帽方面有决定性作用。T_2 加权像的高信号强度能够用于测量骨软骨瘤的软骨帽，可为肉瘤转化的可能性提供额外信息。

九、鉴别诊断

（一）良性病变

• 甲下外生骨疣：通常见于足大踇趾末节（图 6-10）。

• 奇异性骨旁骨软骨瘤性增生（Nora 病）。

外生骨疣的髓腔与宿主骨的髓腔不直接相通。通常累及手和足小骨。

• 混合性软骨瘤病。

常染色体显性遗传病，以多发性骨软骨瘤和骨内软骨瘤为特征，主要累及手指。与 HMO 不同的是，此种多发性病变很少导致下肢畸形。

• Langer-Giedion 综合征，即毛发 – 鼻 – 指（趾）

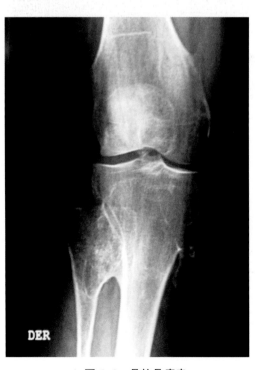

▲ 图 6-8　骨软骨瘤病

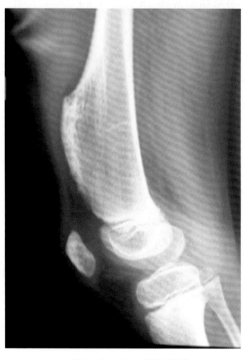

▲ 图 6-9　Cesil 骨软骨瘤

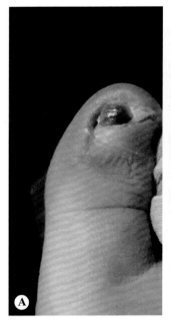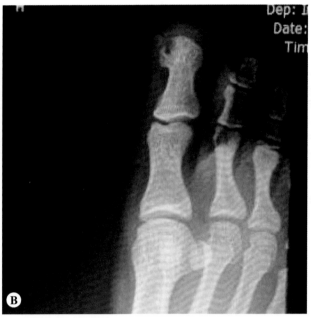

▲ 图 6-10 甲下外生骨疣
A. 大体形态；B. X 线片

综合征 Ⅱ 型（trichorhinophalangeal syndrome, type 2）。

　　毛发 - 鼻 - 指（趾）综合征是以联合多发外生骨疣为特征的病变。患者普遍具有智力低下和颅面骨及手指畸形的特征。

• Potcki-Shaffer 综合征。

　　患者表现为多发性外生骨疣、顶骨孔扩大、颅面骨畸形、手部先天性畸形，并可能出现智力低下。

（二）恶性病变

• 骨膜外骨肉瘤（图 6-11）。

　　X 线片表现为高度骨化的团块，通常累及股骨远端骨骺的后部皮质。

• 骨膜软骨肉瘤（图 6-12）。

　　以成软骨细胞为主，位于被浸润的骨软组织表面，不累及髓腔。

• 起源于骨软骨瘤的软骨肉瘤。

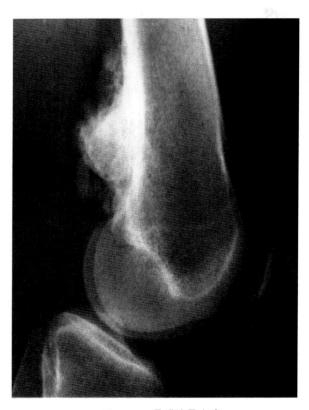

▲ 图 6-11 骨膜外骨肉瘤

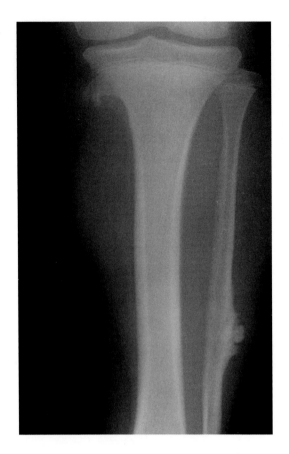

◀ 图 6-12　骨膜软骨肉瘤

参考文献

[1] Unni KK, Inwards C, Bridge J, Wold LE, Kindblom L-G. Tumors of the bones and joints. AFIP Atlas of tumor pathology series IV. 1st ed. 2005. p. 37-59.

[2] Albrecht S, Crutchfield JS, SeGall GK. On spinal osteochondromas. J Neurosurg. 1992;77:247-252.

[3] Mexia, JA, Izquierdo Nunez E, Garriga S, et al. Osteochondroma of the thoracic spine and scoliosis. Spine. 2001;26(9):1082-1085.

[4] Arasil E, Erdem A,Yüceer N. Osteochondroma of the upper cervical spine. A case report. Spine (Phila Pa 1976). 1996;21:516-518.

[5] Morikawa M, Numaguchi Y, Soliman JA. Osteochondroma of the cervical spine: MR findings. Clin Imaging. 1995;19:275-278.

[6] van der Sluis R, Gurr K, Joseph, MG. Osteochondroma of the lumbar spine. Spine. 1992;17(12);1519-1521.

[7] Cohn R, Fielding JW. Osteochondroma of the cervical spine. J Pediatric Surg. 1986;21(11):997-999.

[8] Malat J, Virapongse C, Levin A. Solitary Osteochondroma of the spine. Spine (Phila Pa 1976). 1986;11(6):625-628.

[9] Karr M, Aulicino P, DuPuy T, Gwanthmey F. Osteochondromas of the hand in hereditary multiple exostosis: Report of a case presenting as a blocked proximal interphalangeal joint. J Hand Surg. 1984;9A:264-268.

[10] Wood VE, Molitor C, Mudge MK. Hand involvement in multiple hereditary exostosis. Hand Clinics. 1990;6(4):685-692.

[11] Fuselier CO, Binning T, Kushner D, Kirchwehm WW, Rice JR, Hetherington V, Kahl RL, Hanley DC, West A, Gray J, et al. Solitary osteochondroma of the foot: an in-depth study with case reports. J Foot Surg. 1984;23(1):3-24.

[12] Smithuis A. Osteochondroma of the foot. Report of a case. J Bone Joint Surg Br. 1965;47(4):748.

[13] Fageir M, Edwards M, Addison A. The surgical management of osteochondroma on the ventral surface of the scapula. J. Pediatr. Orthop., Part B. 2009;18(6):304-307.

[14] Cooley LH, Torg JS. "Pseudowinging" of the Scapula Secondary to Subscapular Osteochondroma. Clin Orthop. Relat Res. 1982;162:119-124.

[15] Wright JM, Matayoshi E, Goldstein AP. Bursal osteochondromatosis overlying an osteochondroma of a rib. A case report. JBJS, 79(7):1085-1088.

[16] D'Ambrosia R, Ferguson AB, Jr. The formation of osteochondroma by epiphyseal cartilage transplantation.

Clin Orthop. 1968;61: 103-115.

[17] Milgram JW. The origins of osteochondromas and enchondromas. A histopathologic study. Clin Orthop Relat Res. 1983;(174): 264-284.

[18] Keith A. Studies on the anatomical changes which accompany certain growth-disorders of the human body: I. The nature of the structural alterations in the disorder known as multiple exostoses. J Anat. (1920); 54(Pt 2-3):101-115.

[19] Jaffe HL. Hereditary multiple exostosis. Arch Pathol. (1943);36: 335-357.

[20] Huvos AG: Chondrosarcoma including spindle-cell (dedifferentiated) and myxoid chondrosarcoma; mesenchymal chondrosarcoma. In: Huvos AG (ed). Bone tumors: diagnosis, treatment, and prognosis. 2 ed. Philadelphia: WB Saunders Company; 1991. p. 343-393.

[21] Milde T, Alamo, L, Stadelmann, C, Schweigerer, L, Witt, O. Multifocal osteochondroma after repeated irradiation in a boy with Hodgkin disease. J Pediat Hematol/Oncol. 2005;27(6):344-345.

[22] Jaffe N, Ried HL, Cohen M, McNeese MD, Sullivan MP. Radiation induced osteochondroma in long-term survivors of childhood cancer. Int J Radiat Oncol Biol Phys. 1983;9:665-670.

[23] Mintzer CM, Klein JD, Kasser JR. Osteochondroma formation after a Salter II fracture. J Orthop Trauma 1994;8:437-439.

[24] Cook A, Raskind W, Blanton SH, Pauli RM, Gregg RG, Francomano CA, Puffenberger E, Conrad EU, Schmale G, Schellenberg G, Wijsman E, Hecht JT, Wells D, Wagner MJ. Genetic heterogeneity in families with hereditary multiple exostoses. Am J Hum Genet. 1993;53:71-79.

[25] Mertens F, Rydholm A, Kreicbergs A, Willen H, Jonsson K, Heim S, Mitelman F, Mandahl N: Loss of chromosome band 8q24 in sporadic osteocartilaginous exostoses. Genes Chromosom Cancer 1994;9:8-12.

[26] Wuyts W, Van Hul W: Molecular basis of multiple exostoses: mutations in the EXT1 and EXT2 genes. Hum Mutat. 2000;15:220-227.

[27] Pierz KA, Stieber JR, Kusumi K, Dormans, JP. Hereditary multiple exostoses: One center's experience and review of etiology. Clin Orthop Relat Res. 2002;(401), 49-59.

[28] Dobson-Stone C, Cox RD, Lonie L, Southam L, Fraser M, Wise C Bernier F, Hodgson S, Porter DE, Simpson AH, Monaco A. Comparison of fluorescent single-strand conformation polymorphism analysis and denaturing high-performance liquid chomatograph for detection of EXT1 and EXT2 mutations in hereditary multiple exostoses. Eur J Hum Genet. 2000;8:24-32.

[29] Bernard MA, Hall CE, hogue DA, Cole WG, Scott A, Snuggs MB, Clines GA, Ludecke HJ, Lovett M, Van Winkle WB, Hecht JT. Diminished levels of the putative tumor suppressor proteins EXT1 and EXT2 in exostosis chondrocytes. Cell Motil Cytoskeleton. 2001;48:149-162.

[30] Cheung PK, McCormick C, Crawford BE, Esko JD, Tufaro F, Duncan G. Etiological point mutations in the hereditary multiple exostoses gene EXT1: a functional analysis of heparan sulfate polymerase activity. Am J Hum Genet. 2001;69:55-66.

[31] Alman, BA. Multiple hereditary exostosis and hedgehog signaling: implications for novel therapies. J Bone Joint Surg. 2009;91 (Supplement 4):63-67.

第7章 内生软骨瘤
Enchondroma

Tomas Zamora 著

摘 要

良性软骨肿瘤是最常见的骨骼病变之一。内生软骨瘤是其典型表现，通常为偶然发现。其临床表现多样，可能是成人的无症状病变，也可能是年轻患者的多发性病变综合征的一部分。如果临床及影像学表现诊断明确，内生软骨瘤可以仅观察而非手术治疗。然而，在某些情况下，良性内生软骨瘤或非典型软骨肿瘤与低级别软骨肉瘤的鉴别诊断比较困难，可能需要进一步的检查和多学科会诊。在有症状的病变、诊断不明确或病理性骨折的情况下，刮除术和植骨术（有或无骨折内固定术）通常是首选的治疗方法。

关键词

内生软骨瘤；良性软骨瘤；软骨瘤

一、定义

软骨肿瘤是四肢骨骼最常见的肿瘤之一，几乎可以累及任何骨骼。良性的包括内生软骨瘤、骨软骨瘤、软骨母细胞瘤和软骨黏液样纤维瘤。内生软骨瘤是软骨肿瘤中最常见的良性骨内肿瘤，约占所有骨肿瘤的 3%，占良性骨肿瘤的15%。绝大多数为髓内生长的透明软骨，但骨表面周围也存在一种外周病变，即骨膜软骨瘤[1, 2]。在骨骼中，多发性内生软骨瘤综合征并不常见，如 Ollier 病和 Maffucci 综合征。

二、临床表现

内生软骨瘤通常是偶然发现的孤立性肿瘤，因此，其真实发病率可能高于报道的发病率。大多数内生软骨瘤无症状，可在任何年龄发生，但通常发生在 15—40 岁。而多发性肿瘤和软骨瘤病可获得早期诊断，通常在 10 岁之前确诊，且可表现为严重的畸形[3]。

手和足的短骨是最常见受累骨，可发生于50% 以上的病例中。其次是长骨，如肱骨近端和股骨远端。在单发内生软骨瘤中，中轴骨受累罕见。手部内生软骨瘤可因出现病理性骨折而确诊。

通常发生于年轻患者长骨上的内生软骨瘤，其外观是良性的，而在邻近的关节中同时存在其他病变（如肩关节滑囊炎），因此导致了临床症状。如果症状和体格检查也具有这种病变的特征，并且软骨病变具有明显的良性外观，则应同时治疗基础疾病和观察到的软骨肿瘤。

三、影像学及评估

典型的内生软骨瘤表现为中央区和干骺端的病变，边界清晰，中央区可见硬化。其外观在很大程度上取决于钙化范围，大小可从小点状到大环形不等。它们也常被描述为具有爆米花样的外观（图 7-1 和图 7-2）。在 X 线片上可以观察到骨内扇贝样改变，也可以在其低度恶性或不典型的对应部位观察到。在儿童中病变的骨化可能不完全，内生软骨瘤可能与囊性病变相混淆。

虽然明确良性病变的诊断看起来很简单，但鉴别内生软骨瘤和具有侵袭性 / 恶性的肿瘤，特别是不典型软骨肿瘤很困难，即使对于有经验的专家，仍然是一个挑战。最近发表的一项研究表明，对于 39 例软骨性病变，10 名经验丰富的亚专科医师之间的诊断和分级仅具有一般的一致性（kappa=0.44），而治疗方面的观察内在一致性较

差（kappa=0.21）[4]。在放射科医师和病理科医师中也发现了类似的结果，这也证实了其诊断的复杂性[5, 6]。

各种影像学和临床特征有助于良性内生软骨瘤和软骨肉瘤的鉴别[7, 8]。Murphy 等[9] 对 187 例软骨性肿瘤患者研究发现，肿瘤破坏范围超过骨皮质厚度的 2/3、肿瘤大小＞5cm 和有无疼痛是鉴别内生软骨瘤和低度恶性软骨肉瘤的最主要症状和体征。相反，患者年龄、肿瘤位置和其他变量不影响诊断。Ferrer-Santacreu[10, 11] 的研究表明，触诊疼痛、骨皮质受累和骨扫描异常也是诊断低级别软骨肉瘤的必要因素。

CT 和 MRI 对这些病变的评估都是有用的。CT 扫描和轴位重建有助于确定是否存在骨内扇贝样改变或骨皮质破坏。MRI 有助于评估即将发生骨折的软组织肿块和水肿。此外，它还有助于显示肿瘤对正常骨髓的侵犯，并在需要时指导手术治疗（图 7-3）。

^{18}F- 氟脱氧葡萄糖正电子发射断层成像技术（^{18}F-FDG PET-CT）已被用于评估代谢的活性，并有助于鉴别良性内生纤维瘤和软骨肉瘤。最近

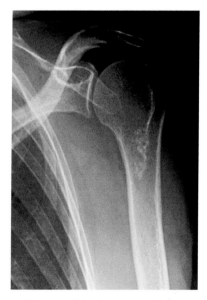

▲ 图 7-1 左侧肱骨近端内生软骨瘤

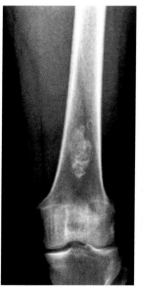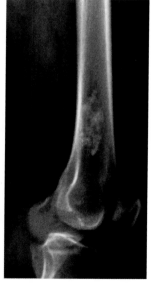

▲ 图 7-2 既往无疼痛的 18 岁男性患者，股骨远端正位和侧位 X 线片，他在踢足球时发生了膝关节挫伤；图像显示有软骨基质和钙化的中心型病变

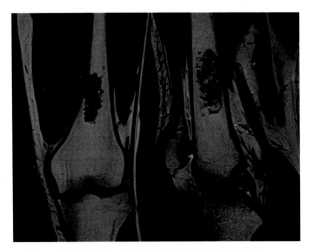

▲ 图 7-3 与图 7-2 相类似，冠状位和矢状位的 MRI T_1 加权像显示 2cm×4cm 的软骨性肿瘤，没有任何骨皮质损害或软组织肿块形成

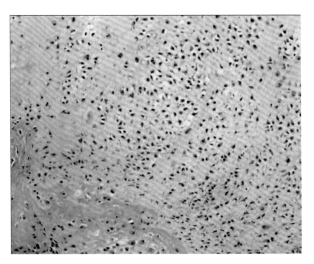

▲ 图 7-4 内生软骨瘤的显微组织学

一项对 8 篇文献（包括 166 个病例）的 Meta 分析表明，最大标准摄取值（SUV_{max}）与骨内软骨样肿瘤的组织学分级相关，低的 SUV_{max} 支持良性肿瘤，而 $SUV_{max} \geqslant 4.4$ 对软骨肉瘤的特异度为 99%。[99]Tc 骨扫描也可提供有用的信息。病灶内的放射性核素摄取可与内部参照物（如髂前上棘）相比较。Murphy 等指出，在他们的系列研究中，82% 的软骨肉瘤病灶的放射性摄取高于髂前上棘。

四、病理学和遗传学

即使是训练有素的组织病理学医师也很难区分内生软骨瘤和软骨肉瘤，因此，在这种临床情况下，更需要由多学科团队共同参与，明确最终诊断。刮除术的样本通常是碎片状的，由混合着骨组织的透明软骨组成（图 7-4）。由于这些肿瘤可能具有异质性，因此芯针活检可能容易出现采样误差，即使是高级别软骨肉瘤也有良性透明软骨区域。出于同样的原因，不建议通过针穿活检来鉴别内生软骨瘤和低级别软骨肉瘤或不典型软骨肿瘤，因为存在相当大的错误风险，而且可能遇到不具有代表性的样本。

内生软骨瘤由低细胞性和异型性的透明软骨小叶组成。小叶通常有骨质边缘，可见软骨小结

节与肿块分离[2, 12]。如前所述，最终的组织病理学诊断很大程度上依赖于临床和影像学表现。例如，来自手部的样本通常表现出更多的异型性和细胞增生，但随着内生软骨瘤的临床和影像学表现，它们仍然保持其良性状态，而来自骨盆的相同样本可能被认为是恶性变异型。一般来说，双核形成、细胞增多、异型性、骨浸润和黏液样改变都提示恶性[13, 14]。

在多发性内生软骨瘤患者中发现了一些遗传异常，其中高达 8% 的基因突变表明编码甲状旁腺激素样激素受体（parathyroid hormone-like hormone receptor-1，PTHR1）的基因发生了突变，该受体参与软骨的骨形成。然而，关于这些突变的真实发生率，存在相互矛盾的证据[15, 16]。即便如此，内生软骨瘤病的确切病因仍尚不清楚。最近，孤立性内生软骨瘤患者，以及 Ollier 病和 Maffucci 综合征患者被发现携带异柠檬酸脱氢酶 1（isocitrate dehydrogenase-1，IDH1）和异柠檬酸脱氢酶 2（IDH2）基因的体细胞突变[17, 18]，这会引起三羧酸循环功能障碍，导致致癌代谢物 D-2- 羟基戊二酸水平增加，并在骨形成期间阻断成骨分化，取而代之的是软骨肿瘤的形成。

五、治疗

与大多数潜在的良性病变一样，无症状的内

生软骨瘤可以仅通过观察进行非手术治疗。有特征性影像学表现的单个病变不需要活检，因为随访3~5年以上无明显变化通常被认为足以明确诊断。

内生软骨瘤手术治疗的指征是有持续的症状；随访期间病灶增大或出现影像学改变但排除低度恶性变异；即将发生骨折或宿主骨已发生骨折。如果决定手术治疗，通常选择刮除和植骨，如果刮除充分则复发率低。

为了减少微肿瘤病灶的残留，描述了刮除术的几种辅助措施。常用的技术是使用电灼和苯酚进行热消融及冷冻疗法。骨移植可以选择同种异体骨或自体骨，均有良好效果。其他替代物已被用于填充病灶刮除并植骨后依然存在的空洞缺损。甲基丙烯酸甲酯填充缺损是另一种选择，除了能满足即刻稳定的需要，还有其他优点，如热消融的辅助特性，以及更好地显示骨水泥界面，便于术后评估复发。为保持病变骨质的稳定性，必要时也可以使用钢板和螺钉固定。为了防止刮除术后骨折，通常建议限制活动和负重保护，尤其是下肢。

如果在疑似内软骨瘤的病变中发生骨折，治疗取决于骨折的稳定性、病变的部位和患者的年龄。年轻患者通常可以选择非手术治疗，因为只要保持足够的稳定性和复位，骨折往往会愈合。在病变靠近骨骺的情况下，应延迟手术治疗，以防止对骨生长板的任何损伤。如果骨折的位置需要即刻稳定，特别注意应充分进行病灶刮除，不污染其他间室。固定和接骨术应在刮除后进行，并进行辅助治疗，用骨移植、代用品或骨水泥填充缺损。

六、内生软骨瘤病

在多发性内生软骨瘤患者中已经描述了几种综合征，并且根据脊柱受累和遗传进行了分类。最常被描述的两种综合征是 Ollier 病和 Maffucci 综合征，均为非遗传性且无脊柱受累[19, 20]。

Ollier 病是最常见的亚型，患病率约为 1/10

万。病变通常单侧分布，但也有描述双侧分布的情况，病变累及整个骨骼（图7-4）。易发生恶变，发生率为 10%~40%，多见于长骨或扁平骨，而非手足短骨。其他非骨骼恶性肿瘤，如胶质瘤、卵巢幼粒细胞瘤、非小细胞肺癌在 Ollier 病患者中的并发率也较高。

Maffucci 综合征的特征是内生软骨瘤病组织中存在多发性软组织血管瘤或少见的淋巴管瘤。该疾病在最初几年内发展的比例较大，并且病变不对称分布。软骨瘤和血管病变均可转化为恶性肿瘤，发生恶性肿瘤的风险高于 Ollier 病。同样，这些患者发展为颅内恶性肿瘤的风险也较高。

同样，其他无脊柱受累但具有常染色体显性遗传的综合征也有描述，如 Matachondromatosis 和 Genochondromatosis，两者都是罕见的，第一种表现为多发性内生软骨瘤合并骨软骨瘤样病变，第二种表现为锁骨特征性软骨瘤或手、足、扁平骨的改变。

伴有脊柱受累的综合征也可以是遗传的或散发的。脊柱软骨发育不良就是其中一种，这是一种常染色体隐性遗传病，表现为四肢骨骼内生软骨瘤合并椎体发育不良。其他综合征，如 Cheirospondyloenchondromatosis 的特征是明显的手、足受累，以及 Dysspondyloenchondromatosis 合并严重的不规则椎体病变，包括椎体节段化和严重的脊柱侧后凸畸形（图7-5）。

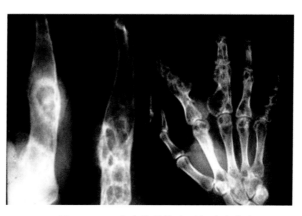

▲ 图 7-5　35 岁内生软骨瘤手部病变患者

参考文献

[1] Unni K, Inwards C. Dahlin's bone tumors: general aspects and data on 10,165 Cases, 6th edn. Baltimore, MD: Lippincott Williams & Wilkins; 2009.

[2] Romeo S, Hogendoorn PC, Dei Tos AP. Benign cartilaginous tumors of bone: From morphology to somatic and germ-line genetics. Adv Anat Pathol. 2009;16(5):307-15.

[3] Biermann J. Orthopaedic knowledge update: musculoskeletal tumors, vol. 3, 3rd edn. American Academy of Orthopaedic Surgeons; 2014.

[4] Zamora T, Urrutia J, Schweitzer D, et al. Do orthopaedic oncologists agree on the diagnosis and treatment of cartilage tumors of the appendicular skeleton? Clin Orthop Relat Res. 2017;475:2176-86. https://doi.org/10.1007/s11999-017-5276-y.

[5] Eefting D, Schrage YM, Geirnaerdt MJ, Le Cessie S, Taminiau AH, Bovee JV, Hogendoorn PC, EuroBoNeT consortium. Assessment of interobserver variability and histologic parameters to improve reliability in classification and grading of central cartilaginous tumors. Am J Surg Pathol. J. 2009; 33: 50-57.

[6] Skeletal Lesions Interobserver Correlation among Expert Diagnosticians (SLICED) Study Group. Reliability of histopathologic and radiologic grading of cartilaginous neoplasms in long bones. J Bone Joint Surg Am. 2007; 89: 2113-2123.

[7] Weiner SD. Enchondroma and chondrosarcoma of bone: clinical, radiologic, and histologic differentiation. Instr Course Lect. 2004;53:645-9.

[8] Geirnaerdt MJ, Hermans J, Bloem JL, Kroon HM, Pope TL, Taminiau AH, Hogendoorn PC. Usefulness of radiography in differentiating enchondroma from central grade 1 chondrosarcoma. AJR Am J Roentgenol. 1997;169:1097-104.

[9] Murphey MD, Flemming DJ, Boyea SR, Bojescul JA, Sweet DE, Temple HT. Enchondroma versus chondrosarcoma in the appendicular skeleton: differentiating features. RadioGraphics. 1998;18 (5):1213-1237

[10] Ferrer-Santacreu EM, Ortiz-Cruz EJ, Gonzalez-Lopez JM, Perez Fernandez E. Enchondroma versus low-grade chondrosarcoma in appendicular skeleton: clinical and radiological criteria. J Oncol. 2012;2012:437958

[11] Ferrer-Santacreu EM, Ortiz-Cruz EJ, Diaz-Almiron M, Pozo Kreilinger JJ. Enchondroma versus chondrosarcoma in long bones of appendicular skeleton: clinical and radiological criteria-a follow-up. J Oncol. 2016;2016:8262079.

[12] Bovée JV, Hogendoorn PC, Wunder JS, Alman BA. Cartilage tumours and bone development: molecular pathology and possible therapeutic targets. Nat Rev Cancer. 2010;10(7):481-8.

[13] Fletcher CD, Unni KK, Mertens F, editors. Pathology and genetics of tumours of soft tissue and bone. Lyon, France: IARC Press; 2002.

[14] Schwartz HS, Zimmerman NB, Simon MA, Wroble RR, Millar EA, Bonfiglio M. The malignant potential of enchondromatosis. J Bone Joint Surg Am. 1987;69(2):269-74.

[15] Hopyan S, et al. A mutant PTH/PTHrP type I receptor in enchondromatosis. Nat Genet. 2002;30:306-10.

[16] Rozeman LB et al. Enchondromatosis (Ollier disease, Maffucci syndrome) is not caused by the PTHR1 mutation p.R150C. Hum Mutat. 2004; 24:466-473.

[17] Pansuriya TC, van Eijk R, d'Adamo P, van Ruler MA, et al. Somatic mosaic IDH1 and IDH2 mutations are associated with enchondroma and spindle cell hemangioma in Ollier disease and Maffucci syndrome. Nat Genet. 2011; 43(12): 1256-1261.

[18] Amary MF, Damato S, Halai D, et al. Ollier disease and Maffucci syndrome are caused by somatic mosaic mutations of IDH1 and IDH2. Nat Genet. 2011; 43(12): 1262-1265.

[19] Ranger A, Szymczak A. Do intracranial neoplasms differ in Ollier disease and maffucci syndrome? An in-depth analysis of theliterature. Neurosurgery. 2009;65:1106-13.

[20] Pansuriya TC, Kroon HM, Bovée JV. Enchondromatosis: Insights on the different subtypes. Int J Clin Exp Pathol. 2010;3(6):557-69.

第 8 章　软骨黏液样纤维瘤
Chondromyxoid Fibroma

Dominique G. Poitout　著

摘　要

软骨黏液样纤维瘤是一种罕见的良性干骺端肿瘤，主要累及儿童和青少年。有时常与内生软骨瘤和软骨母细胞瘤相混淆，但由于它由软骨样、黏液样和纤维组织样的混合物组成，因此可以通过组织学分析进行鉴别。在临床上，如果是大肿瘤，可以表现为中度疼痛和肿胀。在 X 线检查中，它表现为分叶状溶骨性病变，位于骨骺线的偏心位置。手术治疗适用于有症状的病变和有病理性骨折风险的病例，包括切除病灶和骨移植填充缺损。

关键词

软骨黏液样纤维瘤；良性骨肿瘤

该疾病常发生于儿童和青少年，20 岁以后罕见[1]。无明显性别差异。发病部位常位于干骺端[2]。

一、解剖学

1. 大体解剖学

软骨黏液样纤维瘤表现为圆形或椭圆形的肿块，有时表现为不规则形，其主轴与骨的长轴平行，呈偏心性生长，有时会使接触的骨皮质变薄，甚至破坏骨皮质，但肿块始终保持完整包膜[3]。

肿瘤组织的大体观呈黄白色，局部为褐色（图 8-1）。一般质地坚硬，呈颗粒状，大体上常有软骨样外观，但在显微解剖中没有软骨瘤的蓝色外观[4]，它的这种多态性有点令人困惑，然而这也解释其常被混淆诊断的原因[5]。

从形态上看，病变的外观特征是分叶状，细胞范围被结缔组织和血管束分隔开来。

2. 显微解剖学

其形态多样，易让人产生困惑和误解。细胞密度比较大，周围被黏液样基质所包绕。细胞可呈细长、纺锤形或星形，胞核大而深染，有时可见多个核，但未见病理性核分裂象、核异型性及核仁[6, 7]。在周围结缔组织可见数量不等的多核巨细胞、外渗红细胞、中性粒细胞和吞噬含铁血黄素的巨噬细胞。周围黏液样基质在 HE 染色时呈淡蓝色，已用特定染料证实，这种物质的性质取决于其液体成分，而不是黏蛋白的存在。在晚期肿瘤中，黏液样基质会发生胶原化，大体切面可见多少不等的透明液体，而软骨样物及钙化灶的出现也是肿瘤老化的征象[8]。

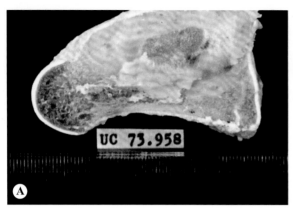
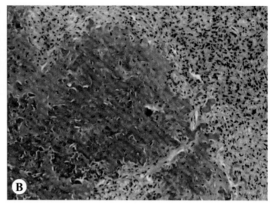

▲ 图 8-1 软骨黏液样纤维瘤
A. 大体观；B. 组织学表现

二、发病机制和病理学

虽然软骨母细胞瘤和软骨黏液样纤维瘤在相对于生长板的不同部位发病，但两者似乎有一个共同的起源[9, 10]。

三、临床研究

临床常表现为轻微但持续存在的疼痛；肉眼可见的巨大肿瘤较为罕见[11-13]。

四、放射学研究

影像表现为处于干骺端的卵圆形病变，很少是多环形的病变。在最初的形态中，常表现为偏心性，但随后可能会在进展的同时侵及骨的全部横截面。病变逐渐向干骺端移动（图 8-2）。周围可出现或多或少密集的硬化边界；骨皮质菲薄，甚至在某些区域可能完全消失。肿瘤周围的骨膜可能是骨膜反应的发生部位，呈现出分层和不规则外观[14, 15]。

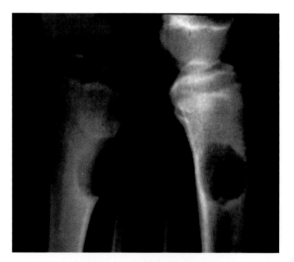

▲ 图 8-2 软骨黏液样纤维瘤

五、自然历史

恶性转化较少见。
骨质溶解可导致病理性骨折的发生。

六、治疗方法

手术治疗方式应严格保守，整块切除术是不必要的，也是过于激进的。松质骨移植术是首选的方法，其良好的长期效果就是证明（图 8-3）[16, 17]。

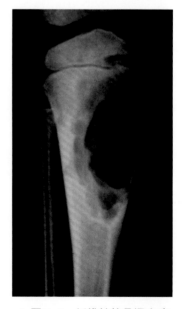

▲ 图 8-3 纤维性软骨混合瘤

参考文献

[1] Lersundi A, Mankin HJ, Mourikis A, Hornicek FJ. Chondromyxoid fibroma: a rarely encountered and puzzling tumor. Clin Orthop Relat Res. October 2005;439:171-5.

[2] Sharma H, Jane MJ, Reid R. Chondromyxoid fibroma of the foot and ankle: 40 years' Scottish bone tumour registry experience. Int Orthop. 2006;30(3):205-9.

[3] Dahlin DC, Wells AH, Henderson ED. Chondromyxoid fibroma of bone; report of two cases. J Bone Joint Surg Am 1953;35-A(4): 831-834.

[4] Jaffe HL, Lichtenstein L. Chondromyxoid fibroma of bone; a distinctive benign tumor likely to be mistaken especially for chondrosarcoma. Arch Pathol (Chic). 1948;45(4):541-51.

[5] Zustin J, Akpalo H, Gambarotti M, et al. Phenotypic diversity in chondromyxoid fibroma reveals differentiation pattern of tumor mimicking fetal cartilage canals development: An immunohistochemical study. Am J Pathol. 2010;177(3):1072-8.

[6] Yasuda T, Nishio J, Sumegi J, et al. Aberrations of 6q13 mapped to the COL12A1 locus in chondromyxoid fibroma. Mod Pathol 2009;22(11):1499-1506.

[7] Wu CT, Inwards CY, O'Laughlin S, Rock MG, Beabout JW, Unni KK. Chondromyxoid fibroma of bone: A clinicopathologic review of 278 cases. Hum Pathol. 1998;29(5):438-46.

[8] Dahlin DC. Chondromyxoid fibroma of bone, with emphasis on its morphological relationship to benign chondroblastoma. Cancer. 1956;9(1):195-203.

[9] Romeo S, Eyden B, Prins FA, Briaire-de Bruijn IH, Taminiau AH, Hogendoorn PC. TGF-beta1 drives partial myofibroblastic differentiation in chondromyxoid fibroma of bone. J Pathol. 2006;208 (1):26-34.

[10] Park HR, Park YK, Jang KT, Unni KK. Expression of collagen type II, S100B, S100A2 and osteocalcin in chondroblastoma and chondromyxoid fibroma. Oncol Rep. 2002;9(5):1087-91.

[11] Dürr HR, Lienemann A, Nerlich A, Stumpenhausen B, Refior HJ. Chondromyxoid fibroma of bone. Arch Orthop Trauma Surg. 2000;120(1-2):42-47.

[12] Rahimi A, Beabout JW, Ivins JC, Dahlin DC. Chondromyxoid fibroma: a clinicopathologic study of 76 cases. Cancer. 1972;30 (3):726-36.

[13] Armah HB, McGough RL, Goodman MA, et al. Chondromyxoid fibroma of rib with a novel chromosomal translocation: A report of four additional cases at unusual sites. Diagn Pathol. 2007;2:44.

[14] Baker AC, Rezeanu L, O'Laughlin S, Unni K, Klein MJ, Siegal GP. Juxtacortical chondromyxoid fibroma of bone: a unique variant: a case study of 20 patients. Am J Surg Pathol. 2007;31(11):1662-1668.

[15] Yamaguchi T, Dorfman HD. Radiographic and histologic patterns of calcification in chondromyxoid fibroma. Skeletal Radiol. 1998;27(10):559-64.

[16] Unni KK, Inwards CY. Chondromyxoid fibroma. In: Unni KK, Inwards CY, editors. Dahlin's bone tumors, 6th edn. Philadelphia, PA: Wolters Kluwer, Lippincott Williams & Wilkins; 2010. p. 50-59.

[17] Hasegawa T, Seki K, Yang P, et al. Differentiation and proliferative activity in benign and malignant cartilage tumors of bone. Hum Pathol. 1995;26(8):838-45.

第9章 软骨母细胞瘤
Chondroblastoma

Franklin H. Sim　著

摘　要

软骨母细胞瘤是一种良性原发性骨肿瘤，占所有原发性骨肿瘤的 1% 以下 [1]。它常发生于青少年，平均发病年龄为 15 岁。其症状不明显，通常以外伤有关或无关的疼痛为特征。从 X 线片上看，软骨母细胞瘤通常出现在四肢长骨的骨骺上，看起来像是 1 个圆形或椭圆形的透明物体占据了骨骺的一部分，以 1 条狭窄的硬化边缘为边界。肿瘤的组织学特征是软骨细胞的增生，同时还有成熟软骨、巨细胞的区域，偶尔有继发性动脉瘤样骨囊肿的形成。手术是治疗侵及骨骺或关节面的软骨母细胞瘤的主要手段。仔细的刮除、植骨或骨水泥填充是治疗的金标准。

关键词

软骨母细胞瘤；良性病变；骨肿瘤；软骨母细胞

一、病因

软骨母细胞瘤占良性骨肿瘤的 1% 以下。平均年龄在 15 岁左右，少数极端病例可至 25 岁，罕见高龄发病 [2]。无明显性别差异。

该病变几乎都是发生在骨骺；最常见的是在肱骨下端或膝关节附近（图 9-1）。

二、病理解剖学

（一）大体解剖学

对切除病灶整体研究发现，肿瘤直径为 3～6cm。轮廓规则，但与周围的正常松质骨没有清晰的边界。

病变位于与生长板的接触处，似乎依赖于生长板。有时它在软骨侵及后侵袭邻近的关节；病变周围的骨膜增厚、充血，无任何骨膜下成骨反应。肿瘤上有淡黄色的区域（钙化区）、灰蓝色的区域（软骨）、红褐色的区域（出血区，以前出血的证据）。肿瘤具有韧性，每个间隔都有质韧和质软易碎的区域，相当于钙化区或出血区 [3]。

（二）显微解剖学

肿瘤组织有丰富的细胞，与巨细胞瘤有一些相似之处。大多数学者认为这些肿瘤细胞的基础是软骨细胞：形似卵细胞，中等高度，有一个宽的细胞核，圆形或椭圆形，有时呈肾形。其细胞质呈高度酸性，边界细胞清晰可见，很少或几乎

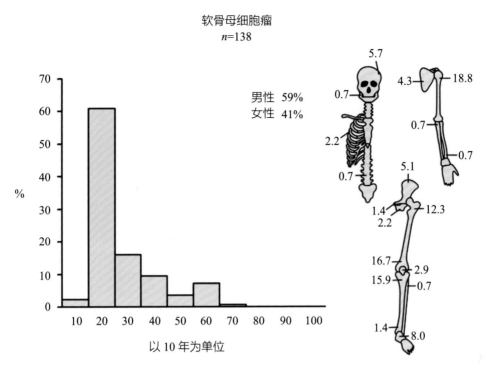

▲ 图 9-1　软骨母细胞瘤的流行病学、发病年龄及部位

没有基质。与这些细胞交替出现的是数量不等的多核细胞。它们平均含有 5～15 个核，一般很少达到 50 个。总体而言，这些巨细胞似乎比巨细胞瘤要小，数量也更少。这些多核细胞与出血灶、囊性坏死的接触较多。在大多数软骨母细胞瘤中，有时分布有广泛的软骨物质[3]。

在某些情况下，它们的重要性可以超过细胞本身。在肿瘤的外围，可以注意到新形成的类骨质的存在，并贯穿肿瘤，细分为小叶。最后，如果一些细胞水平包含有丝分裂的图像，那么它们一直是正常的，没有任何非典型的外观[3]（图 9-2 至图 9-4）。

三、临床研究

症状学无特异性。一些疼痛或多或少与创伤有关，进而行影像学检查发现了病变。因为这些肿瘤通常呈中等大小，多发生于骨骺深处，因此很少发现明显畸形，在一些病例中，邻近关节的功能障碍和关节积液症状更为明显。

软骨母细胞瘤患者的总体状况良好，生物学检查一直呈阴性[2]。

四、影像学研究

病变的位置几乎总是在骨骺上，干骺端罕见。在大多数情况下，它是在肱骨、胫骨或股骨的近端骨骺。病变表现为一个圆形或椭圆形的透

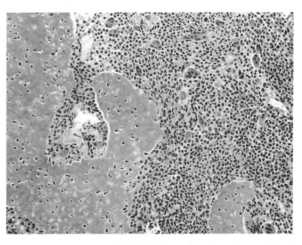

▲ 图 9-2　软骨母细胞瘤含有软骨基质区，与周围区域相比，其细胞含量通常较少

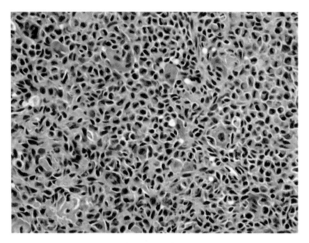

▲ 图 9-3　在高倍镜下，软骨母细胞瘤的单核细胞具有纹理清晰的细胞质边界和圆形、染色良好的细胞核，有典型的纵向沟槽

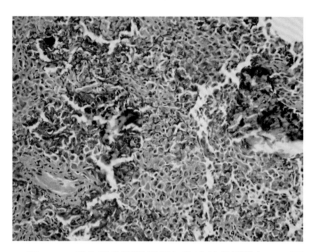

▲ 图 9-4　钙化是鉴别软骨母细胞瘤的典型特征，可形成"铁丝网"状结构

明物，占据部分骨骺，其边缘是一个狭窄的高密度区，相当于骨质硬化反应区[4]（图 9-5 和图 9-6）。

（一）演变

由于症状不典型，进展缓慢，这种病灶很少出现显著进展。

（二）治疗方法

必须严格把握适应证；"Jam 凹槽填充"是一种能够取得良好效果的治疗方法。

（三）软骨母细胞瘤的手术治疗

如图 9-7 所示，在皮质骨开窗后，暴露肿瘤，标本送冰冻切片分析，以确定软骨母细胞瘤的诊断。

在完全刮除和使用高速磨钻后，形成一个空腔。在这种情况下，用苯酚浸泡空腔，然后用酒精中和。

图 9-8 显示了同种异体松质骨植入并填实后的最终情况[5]。

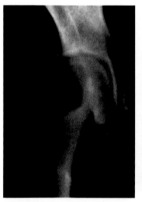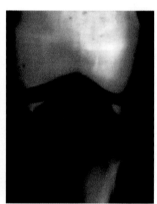

▲ 图 9-5　软骨母细胞瘤 X 线片

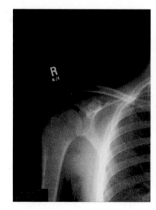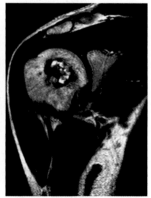

▲ 图 9-6　肱骨头软骨母细胞瘤；高端影像学检查对软骨母细胞瘤诊断的重要性：17 岁男性的右肩 X 线片，其主诉为肩部疼痛，X 线片无明显异常；冠状 MRI 清楚地显示了病灶在肱骨近端骨骺

软骨母细胞瘤的外科治疗

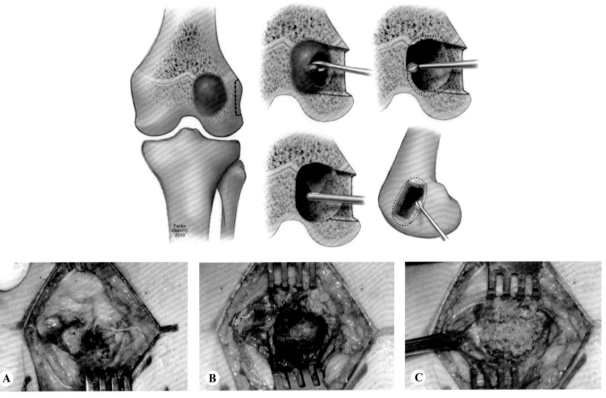

▲ 图 9-7　软骨母细胞瘤的手术治疗

A. 皮质骨开窗；B.肿瘤暴露后刮除；C. 用同种异体松质骨植入填充骨缺损

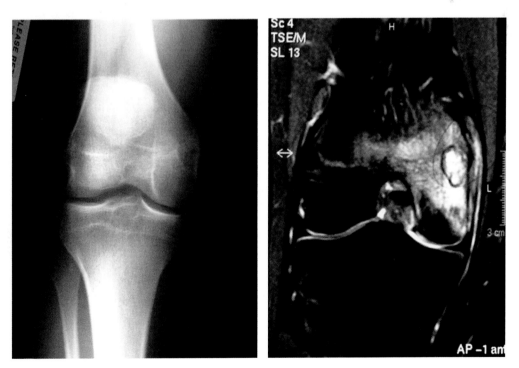

▲ 图 9-8　软骨母细胞瘤皮质骨开窗治疗后的最终情况

参考文献

[1] Xu H, Nugent D, Monforte HL, Binitie OT, Ding Y, Letson GD, Cheong D, Niu X. Chondroblastoma of bone in the extremities. J Bone Joint Surg Am. 2015;97(11):925-31. https://doi.org/10. 2106/jbjs.n.00992.

[2] De Mattos CBR, Angsanuntsukh C, Arkader A, Dormans JP. Chondroblastoma and chondromyxoid fibroma. J Am Acad Orthop Surg. 2013;21(4):225-33. https://doi.org/10.5435/JAAOS-21-04-225.

[3] Chen W, DiFrancesco LM. Chondroblastoma: an update. Arch Pathol Lab Med. 2017;141(6):867-71. https://doi. org/10.5858/arpa. 2016-0281-RS.

[4] Douis H, Saifuddin A. The imaging of cartilaginous bone tumours I: Benign lesions. Skeletal Radiol. 2012;41(10):1195-212. https://doi. org/10.1007/s00256-012-1427-0.

[5] Masui F, Ushigome S, Kamitani K, Asanuma K, Fujii K. Chondroblastoma: a study of 11 cases. Eur J Surg Oncol. 2002;28(8):869-74. https://doi.org/10.1053/ejso.2002.1276.

第 10 章　软骨肉瘤
Chondrosarcoma

Jaime Paulos　著

摘　要

软骨肉瘤是一种成软骨恶性骨肿瘤，其发生于成年人，大多是在 40—60 岁时形成一个较大的肿块。常见的部位是股骨、骨盆和肋骨。不同的分级预后不同，包括临床和分子生物学特征。治疗需要进行广泛手术切除和重建。

关键词

软骨肉瘤；恶性肿瘤；骨盆和肢体重建

一、定义

软骨肉瘤是一种以软骨组织形成而不伴有骨样组织为特征的恶性肿瘤。

软骨肉瘤的临床特点和治疗方法对外科医师来说是一个巨大挑战。大多数病例出现在 40—60 岁，无性别差异（图 10-1）。软骨肉瘤在儿童和青少年中很少见。

其常生长缓慢，无明显疼痛，伴有肿块。这些临床特征常导致患者相对就医较晚（图 10-2）。

软骨肉瘤常见的发病部位在骨盆、股骨、肱骨近端和肋骨[1]。

软骨肉瘤有多种类型，下文将详细介绍。

• 原发性软骨肉瘤。

• 继发性软骨肉瘤：来自骨软骨瘤、骨软骨瘤病或继发于内生软骨瘤（Ollier，Mafucci）。

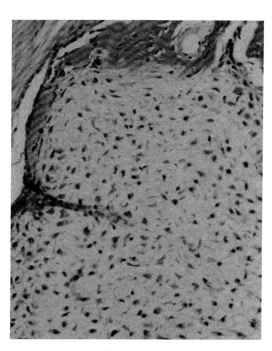

▲ 图 10-1　软骨肉瘤组织病理学特征

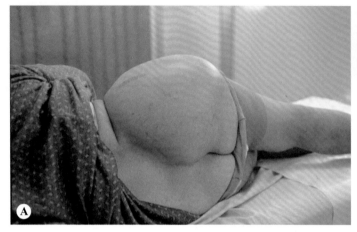
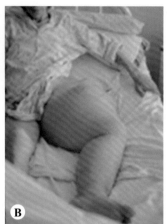

▲ 图 10-2　软骨肉瘤的临床表现

A. 髂骨软骨肉瘤；B. 股骨软骨肉瘤

- 皮质旁软骨肉瘤。
- 间质性软骨肉瘤。
- 透明细胞软骨肉瘤。
- 去分化软骨肉瘤。
- 软组织软骨肉瘤。
- 颅底软骨肉瘤。

  一般来说，按恶性程度可分为以下几种。

  - 低级别恶性肿瘤或 1 级。
  - 中级别恶性肿瘤或 2 级。
  - 高级别恶性肿瘤或 3 级。

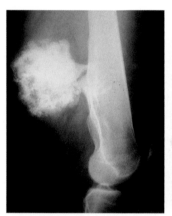
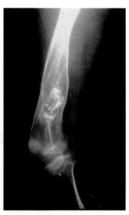

▲ 图 10-3　软骨肉瘤的影像学表现

然而，软骨肉瘤的病理学分级并不总是与它的临床病程和预后相关。例如，位于骨盆的低级别软骨肉瘤可能具有较强侵袭性，而位于指骨的高级别软骨肉瘤可能病程进展缓慢，总体预后较好[2]（图 10-3）。

影响软骨肉瘤患者预后的因素有年龄、肿瘤位置、肿瘤大小、病理学分级、肿瘤生长速度、软组织侵犯范围和是否存在转移。所有这些因素可以指导医师更准确的评估预后。

青年高级别软骨肉瘤经常表现出进行性、快速生长的侵袭性行为，易发生转移。然而，低级别软骨肉瘤则生长缓慢。

位于骨盆、肋骨、肩胛骨、股骨近端和肱骨等中轴骨的软骨样肿瘤往往具有侵袭性，总体预后较差[3, 4]（图 10-4）。同样，有广泛的软组织肿块，生长较快，或已发生转移的软骨样肿瘤，一般表现为预后不良。

另一方面，位于附肢骨的软骨肿瘤，特别是在手和足，通常有较好的预后（图 10-5 和图 10-6）。

大多数软骨肉瘤在晚期会发生转移，并形成较大肿块。手术切除后也有局部复发的倾向，甚至在活检通道也有复发。

二、影像学与病理学

软骨肉瘤的典型 X 线片表现为不规则的钙化，边界不清且呈圆形，有广泛的过渡区。

在长骨中，软骨肉瘤大多位于干骺端，有时位于骨干上，通常很少或没有骨膜反应。

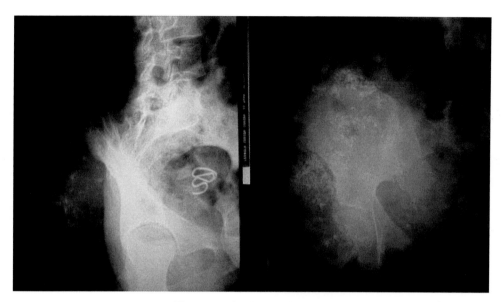

▲ 图 10-4 髂骨软骨肉瘤的 X 线片

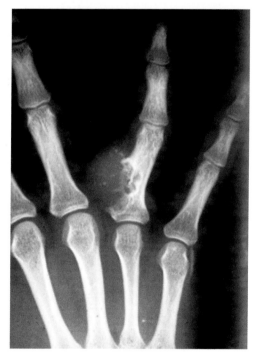

▲ 图 10-5 骨膜软骨瘤

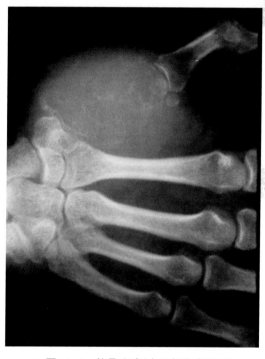

▲ 图 10-6 软骨肉瘤（在手部非常罕见）

CT 和 MRI 可以评估骨皮质及软组织的侵犯和髓腔内的进展情况及邻近的神经血管结构[5]。

（一）病理学

软骨肉瘤是一种肿瘤细胞与软骨基质相关的肉瘤。骨的形成只是反应性的成骨或通过软骨内化骨形成。

（二）大体观

软骨肉瘤可以达到 10～20cm 或更大的体积。较大的体积是在扁平骨中发现的。它们是由实性组织构成，周边呈分叶状，分化程度较高。部分区域可以有黄色的钙化或软骨内钙化灶。在高级别恶性肿瘤的病例中，有可能发现具有出血和坏死的混合区。

中心型软骨肉瘤：表现为内皮细胞边界膨出，局灶性破坏或骨皮质增厚。假包膜或骨膜新反应成骨限制了其通过周围软组织向周边的侵袭。

血管周围型软骨肉瘤：可见明显的分叶状，小叶中心囊性变，呈黏液样或明胶样，某些病例可见坏死或肿瘤液化。

（三）组织病理学

需要注意的是，组织病理只能分析评估未钙化区域的细胞成分。

肿瘤的细胞核有时较大，有核仁，它们可以是单核、双核或多核。具有核多形性和核深染的特征，可以有细胞质内空泡，看起来像环状细胞，可以与腺癌的环状细胞转移相混淆。

肿瘤性软骨细胞呈大小不等、形态不规则的群状分布，由纤维组织分隔。基质呈软骨样或黏液样（在这种情况下，细胞呈融合状或星状）。小叶周边的细胞密度较高，更易发生有丝分裂。周围的梭形肿瘤细胞可靠近纤维间隔。小叶周围可能有钙化，或有成骨细胞的反应性成骨。软骨内骨化与纤维间隔的血管和钙化软骨的破骨重吸收有关。

肿瘤在骨小梁内生长，可以看到坏死的骨质部分被肿瘤组织重吸收，这是恶性病变的特征。周围的骨质处于重塑状态。

三、软骨肉瘤的分级

软骨肉瘤的分级是通过评估细胞基质的密度，双核细胞的数量、大小、形态和有丝分裂来确定的。混合型基质与较差的临床预后有关。细胞增殖程度是低级别或高级别软骨肉瘤的主要区别。细胞核的大小是判断预后的最佳指标，而有丝分裂的数量与临床表现无关。

- 1级
  - 占所有软骨肉瘤的26%～50%。
  - 与软骨瘤相比，细胞增殖较强。
  - 软骨瘤小，核密集、稍大、不规则或细长。

  - 很少有软骨细胞是双核的。
  - 小叶多为软骨样，极少或没有混合性改变。
  - 有时可见广泛钙化。
  - 无有丝分裂。

- 2级
  - 占所有软骨肉瘤的30%～60%。
  - 小叶周围有较高的细胞密度。
  - 核大，深染。
  - 一个腔隙内不止一个细胞。
  - 软骨细胞有双核表现。
  - 钙化较少。
  - 长形坏死区周围出现混合型基质。
  - 较少的有丝分裂。

- 3级
  - 占所有软骨肉瘤的8%～25%。
  - 细胞密度更大。
  - 细胞核呈多形性和囊泡状，增大5～10倍。
  - 可有纺锤形细胞，其中多为双核表现。
  - 肿瘤软骨细胞呈线状或不规则状排列。
  - 可见巨大的多核肿瘤细胞。
  - 较多的有丝分裂。
  - 以混合型基质为主，覆盖软骨样基质。
  - 广泛的坏死区域。
  - 钙化现象很少或无。

四、鉴别诊断

最常见的临床情况是需要鉴别软骨瘤和低级别软骨肉瘤（或附肢骨肿瘤中的非典型软骨肿瘤）[6]。

（一）软骨瘤

软骨瘤完全或部分被片状的成熟钙化层所包裹，分叶与骨髓分离，细胞核小，细胞增殖较少。除软骨瘤病外，混合型区域罕见，无坏死区域。

（二）软骨肉瘤

软骨肉瘤呈浸润性生长，浸润至骨小梁间隙；可发现坏死骨或骨质破坏区被纤维组织分隔的片状软骨所包裹；细胞增殖较多，细胞核大。间质可呈混合型，可见局灶性或广泛性坏死。

病理学并不总是能找到明确的特征，诊断可能不太精确，如恶性潜能不确定的软骨病变或软骨性交界性肿瘤。在这些情况下，病理学还必须根据病例的临床和影像学特征来综合评估。

其他鉴别诊断如下所示。

- 混合型软骨肉瘤与软骨样纤维瘤。
- 高级别软骨肉瘤与去分化软骨肉瘤。
- 软骨肉瘤与成软骨性骨肉瘤。

五、软骨肉瘤的评估

软骨肉瘤的评估有多种方法，其目的均是协助诊断。目前大多数诊断是通过细胞病理学、组织化学[7]、流式细胞术和电子显微镜、免疫组织化学和分子生物学[8]来分析生化特征，它们有助于更好地鉴别区分软骨病变的良恶性。

- 免疫组织化学，KI-67 抗原（Scotlandi et al，1995）。
- 核抗原（核蛋白），存在于细胞周期的所有活跃阶段。
- 不同级别的软骨肉瘤，阳性细胞核的数量有显著的差异。
- p53 抗原（Oshiro et al，1998）。
- 这些抗原是位于 17 号染色体 p13 基因上的蛋白质，其作用是控制细胞增殖，保持 DNA 的精确性。
- 高级别肿瘤过表达 p53 抗原，而低等级软骨肉瘤和良性肿瘤则不表达。
- 原癌基因 c-erb-B2（Wrba et al，1989）。
- 一种生长因子，酪氨酸激酶受体家族成员。
- 发现于软骨肉瘤中，而在良性软骨肿瘤中没有发现。
- 其对预后的影响尚不明确。
- 组织蛋白酶 B y 纤溶酶原尿激酶（Haeckel et al，2000）。
- 降解基质成分的蛋白酶。
- 当过量表达时，与较高的局部复发和转移相关。（Hirakoa et al，2002）。
- 细胞周期蛋白依赖性激酶抑制药（Cylcin）。

如果存在，则提示预后较好。

- Tenascina，腱蛋白（腱生蛋白，腱糖蛋白）（Koukoulis et al，1991）。
- 在胚胎发育期间短暂表达的细胞外基质糖蛋白。见于肿瘤周边或高级别软骨肉瘤细胞基质。
- 胶原蛋白（Ueda et al，1990）。不同类型的胶原蛋白分布显示了肿瘤细胞的成熟度。
- S-100（Weis et al，1986）。在低级别的肿瘤中表现为强（+），在高级别的肿瘤中表现为弱（+）或（-）。
- 波形蛋白，Vimentina（+）。肌腱线蛋白 Desmina，肌动蛋白 actina（+或-）。

六、分子生物学

软骨肉瘤存在着相当多的遗传异质性。已经发现的基因改变如下。

- 编码异常：5、7、8 和 18 号染色体；结构异常：1、12 和 15 号染色体。
- 在 12q13-15 区域已发现结构异常。正常软骨的主要成分 II 型胶原蛋白基因也位于这个区域内。这种现象也发生于间质瘤中。（Clinical Oncology genetic factors 2000）。
- 软骨肉瘤和骨肉瘤的研究显示，8q24.1 区域（EXT1）存在基因改变，这支持 *EXT1* 缺失突变（一种肿瘤抑制基因）对这些肿瘤的发病机制非常重要的假说。
- 有证据表明，6q13-21 区域的畸变与软骨肿瘤的局部侵袭行为有关（Sawyer et al，1997）。在骨外混合型软骨肉瘤中，有一种肿瘤特异性易位 t（9;22）（q22:q12）是 22q12 的 EWS 基因与 9q22 区域的一个新基因重新排序，称为 TEC。
- 这些现象在骨质混杂的软骨肉瘤中并没有发现。（Sjorgen et al，1999；Olveira et al，2000）。
- p53 的基因改变可能是软骨肉瘤侵袭性行为的一个重要预测因素。
- p16 的基因改变在高级别软骨肉瘤中非常重要，但在低级别软骨肉瘤中不重要。
- 去分化软骨肉瘤中特殊的异常克隆的细胞系

可以通过荧光原位杂交（FISH）和基因组学来确定。

这些只是文献中描述众多基因变化中的一部分。将来会有一项技术帮助我们区分鉴别软骨病变的诊断，了解这种肿瘤的起源及其治疗。

七、软骨肉瘤变异类型

（一）Ⅰ型：骨膜软骨肉瘤

约占软骨肉瘤的 1%～2%，发病年龄大多在 40 岁左右。好发于股骨、肱骨、骨盆、跖骨和手的骨骺或干骺端。

大体观看起来像软骨肉瘤，但其组织学表现为软骨肉瘤的Ⅰ级或Ⅱ级，并伴有软骨内成骨钙化区。

（二）Ⅱ型：间质性软骨肉瘤

约占软骨肉瘤的 2%，通常在 20—30 岁发病。常位于股骨、颅面骨、骨盆、肋骨、骨外骨骺、骨干或骨膜处。

大体观表现为一质硬或质软的肿块，呈灰色或淡红色，伴有软骨组织、出血、坏死、囊变和钙化。

从组织学的角度来看，它们汇聚了未分化细胞的成分和数量不等、分化良好的软骨区域。

（三）Ⅲ型：透明细胞软骨肉瘤

透明细胞软骨肉瘤占软骨肉瘤的不到 2%，发病于 30—40 岁，位于股骨近端、肱骨近端和胫骨（骨骺）。

大体观表现不像是典型的软骨组织。组织学上，大多数肿瘤细胞有清晰而巨大的细胞质，深染的中央核或空泡化的细胞核，突出的核仁。一些细胞呈双核，但罕见有丝分裂。50% 的病例有Ⅱ级软骨肉瘤的典型区域。它们常与其他透明细胞转移瘤相混淆。

（四）Ⅳ型：骨混合样软骨肉瘤

这是一种罕见的变异类型。从组织学上看，它形成于胞质极少的圆形细胞，呈弦状或巢状，细胞核深染，偶见核仁，无有丝分裂活动。

八、治疗方法

该肿瘤的治疗方法是广泛的手术切除 [9, 10]。

其对化疗和放疗均不敏感。放疗用于手术无法切除的肿瘤的姑息治疗（脊柱、骶骨、颅骨）。

对于未分化的软骨肉瘤，化疗可能获益。

手术重建方式取决于肿瘤的位置。以下为临床中的治疗病例。

（一）病例 1

28 岁患者，男，因右肩和手臂疼痛就诊。体检时发现手臂上有一明显的质硬肿块（图 10-7）。影像学检查显示：肿瘤侵入骨皮质，病变内有钙化。组织活检：Ⅱ级软骨肉瘤。

治疗：整块切除并使用患者的腓骨作为自体骨移植进行重建。

（二）病例 2

49 岁患者，男，因髋部挫伤进行影像学检查，意外发现股骨近端病变，边缘模糊，呈软骨样改变（图 10-8）。经皮穿刺活检：软骨肉瘤。

治疗：肿瘤大块切除和髋关节假体重建。10 年后随访：无局部或远处复发的征象，无明显跛行。

（三）病例 3

60 岁患者，有中度髋关节疼痛，其 X 线检查显示髋关节周围病变，在 MRI 中有明确的定位（图 10-9 和图 10-10）。CT 扫描下的粗针穿刺活检示：1 级软骨肉瘤。临床决定进行刮除术，并用同种异体骨骨粒进行填充。患者每 6 个月进行一次随访直到 4 年后再次出现疼痛，X 线片和 MRI 显示Ⅰ区和ⅡA 区的髋关节周围病变（根据 Sim 分区），活检示高级别软骨肉瘤。

外科治疗：鉴于侵及至髋关节周围 Sim 分区的Ⅰ区、ⅡA 区和浸润到Ⅲ区，建议的手术方案是半骨盆切除和大型同种异体半骨盆移植与髋关节假体重建。

随访：术后 8 年，患者行走正常，没有复发迹象。

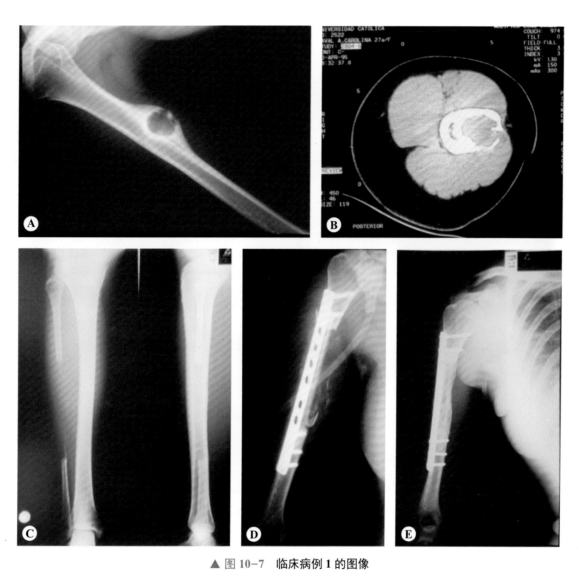

▲ 图 10-7 临床病例 1 的图像

A 和 B. 术前检查，肿瘤侵及骨皮质，病变内观察到钙化灶；C. 自体腓骨移植；D 和 E. 手术后的图像显示进行性骨愈合

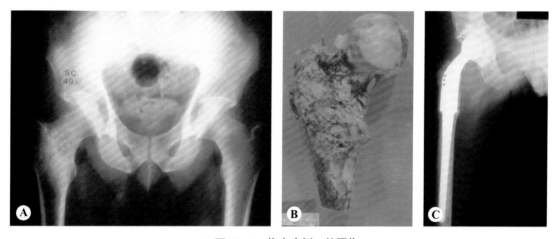

▲ 图 10-8 临床病例 2 的图像

A. 术前 X 线片；B. 切除的肿瘤骨术中大体照；C. 术后 X 线片

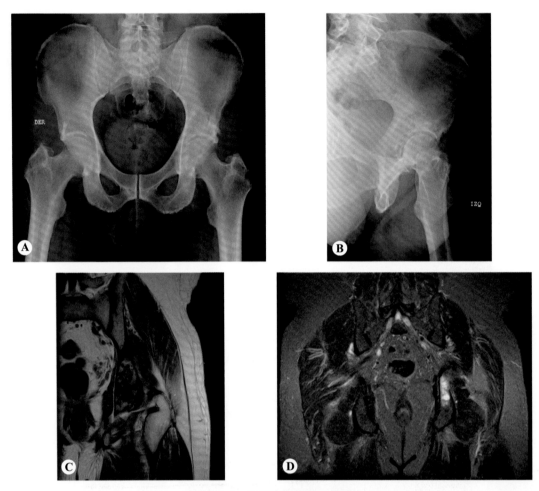

▲ 图 10-9　临床病例 **3** 的术前图像
A 和 B. X 线片；C 和 D. MRI

九、骨盆软骨肉瘤

骨盆是软骨肉瘤的第 2 个好发部位，因此值得特别重视（图 10-11）。手术治疗是必要的，因为化疗和放疗没有良好的治疗效果，而且这个位置也常常预后不良。由于区域解剖特点，血管、神经和内脏组织错综复杂，巨大的肿瘤体积和较高的并发症发生率，因此该部位的手术治疗对外科医师来说是一种严峻挑战。

手术切除术需要广泛的边界，因此需要大面积的骨切除，并谨慎对待和保护周围结构。为了获得一个良好的重建肢体功能，重建手术也需要考量复杂的因素，如大型同种异体移植物或移植物联合假体或大型人工假体（图 10-10）。

骨盆内的骨疣状病变有很高的恶变风险。

手术切除和重建是一个复杂的问题，涉及复杂的手术过程和高发病率。但是由于保留肢体的长期功能较好，因此可能获得良好的治疗效果。侵及骶骨的骨盆肉瘤如果需要切除骶骨，可能会导致膀胱直肠和下肢功能的严重损害，因此，当骶骨受到侵及时，应考虑到这些后果。

骨盆重建可以用大量的同种异体骨或大型人工假体（骨盆和髋关节假体）来进行。骨盆重建的病例可出现高达 50% 的并发症，包括需要取出同种异体骨、取出人工假体和感染。进行保肢手术需要对肿瘤学和心理学因素进行明智的评估，即使不进行重建，也应对剩余肢体进行功能和解剖学修复（图 10-10）。

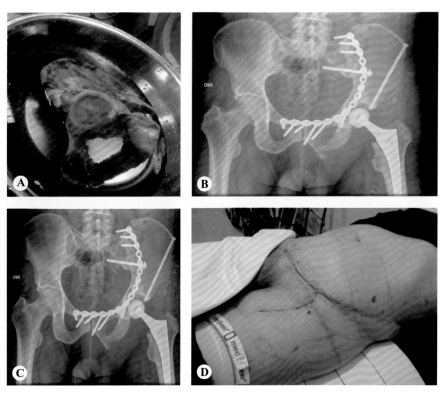

▲ 图 10-10　临床病例 3 的手术图像
A. 来自骨库的同种异体移植物；B 和 C. 术后 X 线片；D. 髂股处切口

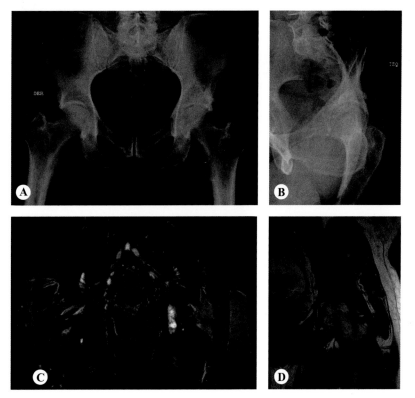

▲ 图 10-11　骨盆软骨肉瘤，术前检查
A 和 B. X 线片；C 和 D. MRI 冠状位图像

参考文献

[1] Leddy LR et al. Chondrosarcoma of bone. Cancer Treat Res. 2014.

[2] Atalay İB, Yılmaz S, Şimşek MA, Ekşioğlu MF, Güngör BŞ. Chondrosarcomas of the phalanges of the hand. Eklem Hastalik Cerrahisi. 2018;29(1):34-9. https://doi.org/10.5606/ehc.2018. 58876 PMID:29526157.

[3] Bani MA, Gargouri F, Mansouri N, Bouziani A, Msakni I. Secondary chondrosarcoma arising in solitary sacro-iliac osteochondroma: a case report. Tunis Med. 2017;95(5):386-7.

[4] Richard L, McCoughIII MD. Chondrosarcoma of bone OKU 3, chapter 17.

[5] Fritz B, Müller DA, Sutter R, Wurnig MC, Wagner MW, Pfirrmann CWA, Fischer MA. Magnetic resonance imaging-based grading of cartilaginous bone tumors: added value of quantitative texture analysis. Invest Radiol. 2018. https://doi.org/10.1097/RLI.0000000000000486.

[6] Mulligan ME. How to diagnose enchondroma: bone infarct, and chondrosarcoma. Curr Probl Diagn Radiol. 2018:S0363-0188 (18)30047-1. https://doi.org/10.1067/j.cpradiol.2018.04.002.

[7] Terek RM. Recent advances in the basic science of chondrosarcoma. Orthop Clin North Am. 2006;37(1):9-14.

[8] Jeong W, Kim HJ. Biomarkers of chondrosarcoma. J Clin Pathol. 2018. pii: jclinpath-2018-205071. https://doi.org/10.1136/jclinpath-2018-205071.

[9] Bus MPA, Campanacci DA, Albergo JI, Leithner A, Van De Sande MAJ, Gaston CL, Sander Dijkstra PD et al. Prognostic factors and outcome of surgical treatment in 162 patients. J Bone Joint Surg Am. 2018; 100(4):316-325 https://doi.org/10.2106/JBJS.17.00105

[10] Donati D, Colangeli S, Colangeli M, Di Bella C, Bertoni F. Surgical treatment of grade I central chondrosarcoma. Clin Orthop Relat Res. 2010;468(2):581-9.

第四篇 骨巨细胞瘤
Giant Cell Tumor

第 11 章　骨巨细胞瘤

Giant Cell Tumors

Dominique G. Poitout　著

摘 要

骨巨细胞瘤是一种良性骨肿瘤，占原发性骨肿瘤的 5%，该肿瘤具有不同程度的侵袭性并且治疗方法存在争议。它通常发生在 30—40 岁，多侵及长骨骨端，其中大多数为累及膝关节周围的偏心性溶骨性病变。

关键词

骨肿瘤；骨巨细胞瘤；Campanacci 分级；肿瘤复发；刮除术；辅助治疗；地舒单抗

骨巨细胞瘤（giant cell tumor，GCT）占原发性骨肿瘤的 5%，该肿瘤具有不同程度的侵袭性而且对其治疗方法存在争议。女性在 30—40 岁患病率较低，多侵及长骨骨端且好发于膝关节周围（Szendroi，2004）。根据 Campanacci 分级，1 级和 2 级占 GCT 总数的 52%，3 级占 48%。这种分级方法和肿瘤复发之间没有相关性，而治疗方法的选择和复发概率之间具有相关性[1]。

一、组织病理学

骨巨细胞瘤最早由 Astley Cooper 爵士于 1818 年描述，他将其命名为"真菌髓样外生症"[2]。现在它的临床、影像和组织病理学特征已经非常明确。Nelaton 最早描述其局部侵袭性，而 Virchow 则最早描述其潜在恶性[3, 4]。

世界卫生组织将该肿瘤定义为一种侵袭性肿瘤，该肿瘤血运丰富，由卵圆形或梭形细胞伴多个破骨细胞型多核巨细胞组成并均匀分布于肿瘤组织中（图 11-1）。

其发病机制尚不明确[5]，但其起源可能来自局部基质或骨髓内的单核细胞[6]。

该肿瘤的典型多核巨细胞与其他骨病变中的巨细胞无差异，这些类似的病变，包括软骨母细胞瘤、色素沉着绒毛结节性滑膜炎、甲状旁腺功能亢进性棕色瘤、巨细胞修复性肉芽肿和 Paget 骨病[3]。

在破骨细胞样巨噬细胞中已发现一种核因子κ-B（RANKL）受体激活因子配体的表达。这也是通过 RANKL 抑制药阻断破骨细胞活化从而用于临床治疗溶骨性肿瘤的理论基础。

Jaffe 等试图建立一个与骨巨细胞瘤预后相关的组织学分级系统，但这种分级系统与治疗方法的选择和疾病的长期预后无相关性，因此最终被放弃[7]。

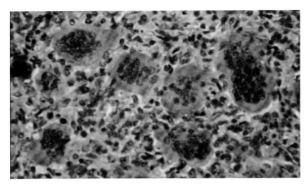

▲ 图 11-1 骨巨细胞瘤的组织学表现

二、临床特征

年龄、部位及 X 线片表现是临床诊断的重要线索。受累关节的局部疼痛和肿胀会在数周或数月后缓慢出现。也可能发生病理性骨折。

骨巨细胞瘤主要发生在成人骨骼中：70% 出现在 20—40 岁的人群中[8]，女性较男性的比例略高（女性约 60%），在儿童中很少发生[9]。只有不到 2% 的病例发生于 10 岁以下人群，10% 的病例发生于 55 岁以上人群。

骨巨细胞瘤多发于长骨骨端；55% 发生在膝关节周围，最常见部位在股骨远端[10]，胫骨近端和桡骨远端。在股骨近端、腓骨近端（图 11-2）和胫骨远端较少见。在脊柱中，骨巨细胞瘤最常见的发病部位是骶骨。

骨巨细胞瘤很少出现在脊柱活动节段的椎体中，也很少出现在椎体后方的附件[11, 12]。骨巨细胞瘤在锁骨和胸骨中未被发现，在肩胛骨、手或足中很少见[5]。异时性骨巨细胞瘤和多中心性骨巨细胞瘤则更不常见[13]。

三、影像学

影像学上，骨巨细胞瘤位于长骨的骨骺 - 干骺区，呈溶骨性和偏心性病变。有时骨小梁会有肥皂泡样改变[14]。是一种局部破坏性极强的骨肿瘤（图 11-3）。

Campanacci 按照影像学表现将骨巨细胞瘤分

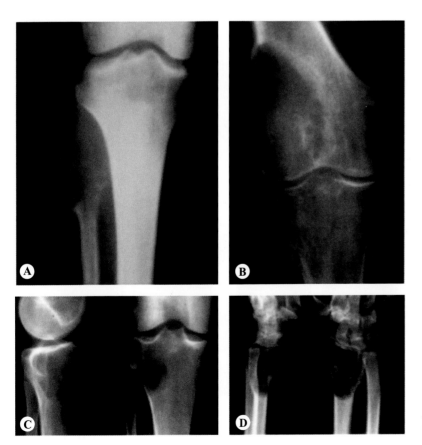

◀ 图 11-2 位于长骨骨端上的巨细胞瘤
A. 腓骨近端；B. 股骨远端；C 和 D. 胫骨近端及桡骨远端

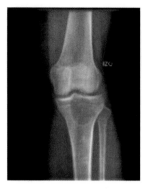
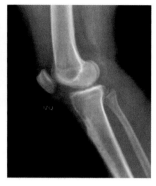

▲ 图 11-3 胫骨近端 Campanacci Ⅰ 级的骨巨细胞瘤 X 线片

为 3 个等级 [1, 15]。

• Ⅰ级：边界清晰的溶骨性病变，反应骨较薄，骨皮质完整或骨皮质轻度变薄，无畸形。

• Ⅱ级：边界相对清晰，皮质变薄、膨胀，但完整，此时病变更具侵袭性。

• Ⅲ级：边界欠清，提示生长快，伴骨皮质破坏及软组织受累。

约 50% 的病例属于 Ⅰ 级或 Ⅱ 级。

Enneking 根据影像学、核素显像、血管造影、TC 和病理学指标将良性肿瘤分为静止性、活跃性和侵袭性三种类型 [16]。

Ⅱ级或Ⅲ级病例的 MRI 检查有助于评估周围软组织累及情况，从而揭示病变的侵袭性。由于含铁血黄素产生的信号较低，而高含水量组织产生的信号较高，骨巨细胞瘤的 MRI T_1 加权像表现为低至中等信号，大部分为均匀信号，而 MRI T_2 加权像则表现为不均匀信号。钆增强图像可证实病灶为实性。

放射性核素骨显像可用于发现其他多灶性病变，多处放射示踪剂摄取的增加有助于和组织学上有多核细胞的甲状旁腺功能亢进症的鉴别诊断。

即使是良性骨巨细胞瘤也有约 2% 的病例发生肺转移 [11, 15]。恶性骨巨细胞瘤可为原发、继发（放疗后）或由良性演变而来 [17]。骨巨细胞瘤复发病例发生转移的可能性更大。转移灶可表现为和原发部位相似的良性肿瘤。

四、治疗

目前已提出多种治疗方法 [18]：病灶刮除术 [19, 20]、病灶刮除植骨术 [21]、病灶刮除后冷冻灭活、病灶刮除后苯酚灭活或烧灼处理、放疗、瘤体栓塞、骨水泥填充 [22]、过氧化氢灭活、氩束凝固烧灼 [23]、切除后大量同种异体骨植骨 [24] 及假体重建。

多数学者推荐病灶刮除术或病灶内切除辅以冷冻灭活、苯酚灭活或骨水泥填充等辅助治疗（图 11-4）。

病灶刮除术必须附加辅助治疗，否则复发率很高（30% 以上）。

在进行了适当的病灶刮除术后，可以用高速磨钻进一步清除肿瘤，但一般仍不够彻底。将液氮直接注入瘤腔的冷冻疗法可以降低复发的概

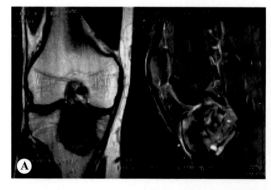
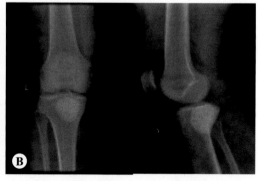

▲ 图 11-4 骨巨细胞瘤病灶刮除及填充骨水泥
A. 术前 MRI；B. 病灶刮除辅助 PMM 骨水泥治疗术后 X 线片

率，但操作有一定难度，有导致区域周围组织坏死的风险，所以这项技术必须由专业医师来进行操作。其他化学试剂也曾被使用过，如有毒物质苯酚，此外还有乙醇和过氧化氢。采用聚甲基丙烯酸甲酯（poly methyl methacrylate，PMM）骨水泥填充（图 11-5）或氩束凝固烧灼的热处理技术都取得了较好的效果。

骨移植使肿瘤复发的鉴别变得困难。这是由于与植骨融合相关的骨重建同局部复发的影像学表现常难以鉴别（图 11-6）。

侵袭性 Campanacci Ⅲ 级骨巨细胞瘤可行肿瘤切除并同种异体骨移植重建。辅以关节融合的腕关节骨巨细胞瘤切除术就是一个很好的例子（图 11-7）。

在一些晚期复发的病例中，截肢是必要的。

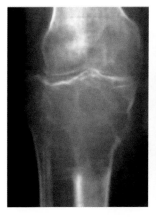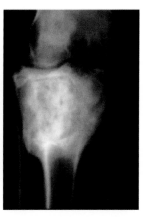

▲ 图 11-5　骨巨细胞瘤采用病灶刮除、聚甲基丙烯酸甲酯骨水泥填充术，随访 9 年

除非无法手术，一般不建议骨巨细胞瘤行放射治疗，否则有继发恶变或周围组织继发性放射损伤的危险。对解剖位置复杂区域的瘤体进行栓

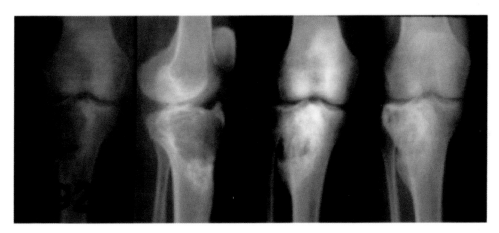

▲ 图 11-6　**Campanacci Ⅱ 级骨巨细胞瘤采用病灶刮除打压植骨治疗**

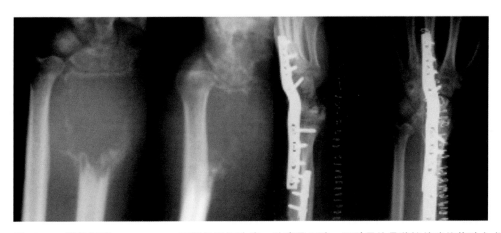

▲ 图 11-7　**桡骨远端 Campanacci Ⅲ 级骨巨细胞瘤，肿瘤骨切除、同种异体骨移植并腕关节融合术**

塞有利于缩小肿瘤体积[25, 26]。

治疗方面骨巨细胞瘤常采用双膦酸盐（唑来膦酸盐、帕米膦酸盐），但近年来人单克隆抗体和 RANKL 抑制药——地舒单抗已开始使用[25, 27]。有报道其在缩小瘤体和降低潜在的侵袭性方面取

得了非常好的效果[28-30]。地舒单抗每月使用一次，最佳治疗周期尚未确定，但有报道显示停药后肿瘤可再次激活。所以手术仍是后续治疗的主要选择[31]。

参考文献

[1] Campanacci M, Baldini N, Boriani S, Sudanese A (1987) Giant-cell tumor of bone. J Bone Joint Surg Am 69(1):106-114.

[2] Cooper A, Travers B (1818) Surgical Essays Part 1. Cox and Son.

[3] Coley B (1960) Giant cell tumor (osteoclastoma). In: Neoplasms of bone and related conditions, 2nd ed. p. 196-235.

[4] Coley B, Higinbotham N. Giant cell tumor of bone. J Bone Joint Surg Am. 1938;20(4):870-84.

[5] Prince H. Giant cell tumor of the os calcis. J Orthop Surg. 1916;2-14(11):641-53.

[6] Schajowicz F. Giant cell tumors of bone (osteoclastoma): a pathological and histochemical study. J Bone Joint Surg Am. 1961;43(1):1-29.

[7] Jaffe HL (1953) Giant-cell tumour (osteoclastoma) of bone: its pathologic delimitation and the inherent clinical implications. Ann R Coll Surg Engl 13(6):343-355. https://pubmed.ncbi.nlm. nih.gov/13114840.

[8] Lichtenstein L (1951) Giant-cell tumor of bone; current status of problems in diagnosis and treatment. J Bone Joint Surg Am 33(1): 143-150.

[9] Picci P, Manfrini M, Zucchi V, Gherlinzoni F, Rock M, Bertoni F, Neff JR (1983) Giant-cell tumor of bone in skeletally immature patients. J Bone Joint Surg Am 65(4):486-490.

[10] Szendroi M (2004) Giant-cell tumour of bone. J Bone Joint Surg Br. 86(1):5-12.

[11] Donthineni R, Boriani L, Ofluoglu O, Bandiera S (2009) Metastatic behaviour of giant cell tumour of the spine:497-501. https://doi.org/10.1007/s00264-008-0560-9.

[12] Scott D, Pedlow F, Hecht A, Hornicek F. Primary benign and malignantant extradural spine tumors. In: Frymoyer J, Wiesel S, editors. The adult and pediatric spine, 3rd edn. Lippincott Williams and Wilkins; 2003.

[13] Hoch B, Inwards C, Sundaram M, Rosenberg AE (2006) Multicentric giant cell tumor of bone: clinicopathologic analysis of thirty cases. J Bone Joint Surg Am 88(9):1998-2008. https:// doi.org/10.2106/JBJS.E.01111.

[14] Raskin KA, Schwab JH, Mankin HJ, Springfield DS, Hornicek FJ. Giant cell tumor of bone abstract. J Am Acad Orthop Surg. 2013;21:118-26.

[15] Campanacci M (1999) Giant cell tumor of bone. In: Bone and soft tissue tumors, 2nd ed. Springer Verlag, p. 99-132.

[16] Enneking W (1983) Musculoskeletal tumor surgery, 1st ed. Churchill Livingstone.

[17] Domovitov SV, Healey JH (2010) Primary malignant giant-cell tumor of bone has high survival rate:694-701. https://doi.org/10. 1245/s10434-009-0803-z.

[18] Johnson EWJ, Dahlin DC (1959) Treatment of giant-cell tumor of bone. J Bone Joint Surg Am 41(5):895-904.

[19] Meyerding H. Treatment of benign giant cell tumors. J Bone Joint Surg Am. 1936;18(4):823-41.

[20] Miller G, Bettelli G, Fabbri N, Capanna R. Curettage of giant cell tumor of bone. La Chirurgia Degli Organi Di Movimento. 1990;75 (1 Suppl.):203.

[21] McDonald DJ, Sim FH, McLeod RA, Dahlin DC (1986) Giant-cell tumor of bone. J Bone Joint Surg Am 68(2): 235-242.

[22] O'Donnell RJ, Springfield DS, Motwani HK, Ready JE, Gebhardt MC, Mankin HJ (1994) Recurrence of giant-cell tumors of the long bones after curettage and packing with cement. J Bone Joint Surg Am 76(12):1827-1833. https://doi.org/10.2106/00004623-199412000-00009.

[23] Lewis VO, Wei A, Mendoza T, Primus F, Peabody T, Simon MA. Argon beam coagulation as an adjuvant for local control of giant cell tumor. Clin Orthop Relat Res. 2007;454:192-7. https://doi. org/10.1097/01.blo.0000238784.98606.d4.

[24] Mankin HJ,Hornicek FJ. Treatment of giant cell tumors with allograft transplants: a 30-year study. Clin Orthop Relat Res. 2005;439:144-50. https://doi.org/10.1097/01. blo.0000174684.85250.b5.

[25] Chawla S, Henshaw R, Seeger L, et al. Safety and efficacy of denosumab for adults and skeletally mature adolescents with giant cell tumour of bone: Interim analysis of an open-label, parallel-group, phase 2 study. Lancet Oncol. 2013;14(9):901-8.

[26] Onishi H, Kaya M, Wada T, Nagoya S, Sasak IM, Yamashita T. Giant cell tumor of the sacrum treated with selective arterial embolization. Int J Clin Oncol. 2010; 15(4): 416-419.

[27] Thomas D, Henshaw R, Skubitz K, et al. Denosumab in patients with giant-cell tumour of bone: an open label, phase 2 study. Lancet Oncol. 2010;11(3):275-80.

[28] Karras NA, Polgreen LE, Ogilvie C, Manivel JC, Skubitz

KM, Lipsitz E. Denosumab treatment of metastatic giant-cell tumor of bone in a 10-year-old girl. J Clin Oncol. 2013;31(12):e200-2.

[29] Branstetter DG, Nelson SD, Manivel JC, et al. Denosumab induces tumor reduction and bone formation in patients with giant-cell tumor of bone. Clin Cancer Res. 2012;18(16):4415-24.

[30] Sung HW, Kuo DP, Shu WP, Chai YB, Liu CC, Li SM. Giant-cell tumor of bone: analysis of two hundred and eight cases in Chinese patients. J Bone Joint Surg Am. 1982; 64(5):755-761.

[31] Stewart M, Richardson T. Giant cell tumor of bone. J Bone Joint Surg Am. 1952;34(2):372-86.

第五篇 尤因肉瘤

Ewing's Sarcoma

第 12 章　尤因肉瘤
Ewing's Sarcoma

Jean Camille Mattei　Dominique G. Poitout　著

摘　要

尤因肉瘤是一种在组织学上由圆形蓝染细胞构成的恶性骨肿瘤，是儿童中最具侵袭性的肿瘤之一。其发病率低，全身所有骨骼均可受累。主要症状为局部疼痛和肿胀。有时会有类似于感染的症状，如发热和肉眼看来像脓液之类的炎症表现。当该肿瘤确诊时其转移发生率就很高。影像学可表现为大范围的软组织受累。根据组织学和细胞遗传学可做出明确诊断。治疗必须由专门从事肉瘤管理的专家团队进行。尤因肉瘤的全身和局部控制常依靠多种药物化疗，必要时的放疗及手术治疗。如果患者得到正确的治疗，其 5 年生存率约为 70%。

关键词

尤因肉瘤；恶性骨肿瘤；细胞遗传学；化疗；放疗；重建手术治疗

尤因肉瘤是一种起源于骨髓间充质干细胞，以圆形蓝染细胞为特征的原发恶性骨肿瘤。

尤因肉瘤的诊断依赖于对 *EWSR1* 基因的易位检测，该基因位于 22 号染色体 q12 带上 [对于 85%～90% 的病例，通常是 t(11;22) (q24;q12)]，这种特异性可能与多种基因突变有关 [1]。尤因肉瘤家族包括经典的尤因肉瘤（骨肿瘤），Askin 瘤（胸壁）和原始神经外胚层肿瘤（primitive neuro Eectodermal tumor，PNET）。

就好发部位而言，1/3 以下的尤因肉瘤发生在软组织中，而尽管原始神经外胚层肿瘤（PNET）可同样发生在骨与软组织中，但比尤因肉瘤的发病率少 5 倍。

尤因肉瘤在美国的发病率为 1/100 万，并在过去的几十年里保持不变，但存在种族差异（欧裔美国人较非洲裔美国人更常见）[2]。尤因肉瘤好发于 20 岁以下，发病高峰在 8—15 岁，很少发生在 5 岁前的儿童或 30 岁以上的成年人。好发于青少年，男性多见（占 60%）[3]。

至关重要的是，尤因肉瘤的整个治疗过程需在一个专门从事骨与软组织肿瘤管理的专家团队中进行，并由相关学科专家（如外科医师、放射科医师、放射肿瘤科医师、病理科医师、肿瘤内科医师等）尽早对患者进行评估和治疗。

一、诊断

临床表现：尤因肉瘤好发于长骨的骨干和干骺端、骨盆和肋骨，但任何部位的骨骼均可发病。

骨内尤因肉瘤好发部位如下[3]。

- 下肢（40%）。
- 骨盆（25%）。
- 胸壁（15%）。
- 上肢（10%）。
- 脊柱（5%）。
- 手和足（3%）。
- 颅骨（2%）。

骨外尤因肉瘤好发部位如下[4]。

- 躯干（32%）。
- 四肢（26%）。
- 头颈部（18%）。
- 腹膜后（16%）。
- 其他部位（9%）。

尤因肉瘤最常见的症状是疼痛，可能会导致病理性骨折。

诊断时即可出现肿胀，尤其在骨质表面最为明显，由于尤因肉瘤是一种高侵袭性肿瘤，肿胀区域可伴有张力、弹性、持续性疼痛及体积迅速增大。局部可能会有炎症表现，类似于感染，有时伴有高热、体重减轻和肌痛，但这些症状不应误导对肿瘤的病理诊断。

从症状出现到确诊的中位时间为2～5个月，深部病变（如骨盆）的时间会更长，但似乎与肿瘤较差的预后无关[5]。

25%的病例在确诊时即可出现转移[6]，常转移至骨骼（所有骨骼均可受累）、肺和胸膜，较少转移至肝脏、心脏、肾脏、胰腺、甲状腺和中枢神经系统。淋巴结转移很罕见。

二、影像学

除了体格检查和患者的病史外，诊断评估还依赖于以下几种方法。

（一）X线检查

最常见的表现为广泛性的骨溶解。骨皮质先是变薄，然后逐渐被破坏。骨膜反应是一种征象，表现为典型的葱皮样改变（小骨片平行叠加于骨干上）。可能发生骨内成骨性骨膜反应，但不如成骨性骨肉瘤表现那样典型。伴随骨密度增加可能会出现骨硬化。但通常表现为单纯的骨溶解，而无肿瘤基质形成。尤因肉瘤在疾病的初始阶段的征象不易被察觉，因此注重分析X线检查是至关重要的。随着肿瘤长时间进展，生长板和骨骺也可能会被累及。

由于该肿瘤具有侵袭性，受累的软组织可表现为边界不清，或表现为肌肉被肿瘤挤压。

（二）计算机断层扫描

葱皮样骨膜反应及骨溶解的表现更为明显。但在骨骺水平，肿瘤浸润通常表现不明显。

肿瘤浸润在CT上比X线检查表现更为清晰，注射造影剂（钆）可以明确肿瘤的范围，最重要的是，有助于明确邻近血管的情况或者血管是否被累及。

（三）磁共振成像

MRI在尤因肉瘤的诊断和局部分期中是必要的。可明确尤因肉瘤的骨浸润（T_1加权像）和软组织受累情况（T_2加权像和T_1加权像有助于分析神经和血管等关键解剖结构受累及情况）。为检测是否存在跳跃性转移病灶需行病变骨全长的MRI检查。

（四）血液学检查

血沉和（或）CRP常增高，有时会出现贫血和白细胞轻度增多。

血清LDH升高在尤因肉瘤中很常见，而在其他与之鉴别诊断的疾病如骨髓炎中未出现。

这些指标通常无助于确诊。

（五）活检

诊断尤因肉瘤必须行手术切除或影像引导下的活检以尽可能多地获取肿瘤组织，特别是软组织，以免因脱钙时间长而延误诊断和治疗。活检前首先需行影像学检查（MRI）以评估肿瘤细胞最丰富的区域，并在此区域进行活检（避免坏死区）。最重要的是，活检路径的决定和实施须由切除肿瘤的外科医师进行。

活检应尽可能多地取软组织，可避免出现病理性骨折[7]，并可加速病理诊断（如果活检成分仅为骨质，病理医师需先行脱钙处理，但脱钙也限制了对该样本进行遗传学检测的可能）。对新鲜组织在实验室中行细胞遗传学和分子分析是非常重要的。

如需行穿刺活检，专业的放射科医师须确保活检路径符合外科医师意见。穿刺活检对患者来说（无须麻醉，无须住院）更为舒适，且同样可达到诊断的目的[8]，但限制了对小样本进一步研究的可能。穿刺活检前，放射科医师须对针道进行标记，以便外科手术彻底切除。

活检的评估应包括以下几种。
• 规范的组织学检查。
• 免疫细胞化学检测。
• 对新鲜无菌组织行细胞遗传学检查。

三、大体观

尤因肉瘤质软、灰色半透明、脑髓样。局灶可见出血坏死区，偶见乳白色 / 液性 / 脓性外观（类似于骨髓炎）。当有骨质破坏时，往往提示肿瘤已在周围组织中显著浸润。

四、显微镜下观

肿瘤细胞密集度高，由卵圆形或多面形的小细胞小叶状或棋盘状排列，中间有薄的或无结缔组织的间隔。细胞核呈圆形或卵圆形，染色质深染、呈细点状，核仁小，核分裂象少见，胞质苍白、稀疏、呈空泡状（图 12-1）。

有时肿瘤细胞聚集在一个血管或小的坏死灶周围，形成一个与神经母细胞瘤的"菊形团"不同的"假菊形团"。肿瘤组织沿哈弗氏管播散。

肿瘤细胞胞浆因含糖原，过碘酸希夫染色（periodic acid schift，PAS）时呈特殊的粉红色，这将有助于临床医师对尤因肉瘤与恶性淋巴瘤及

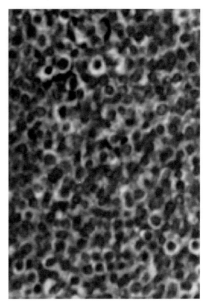

▲ 图 12-1　尤因肉瘤组织学表现

神经母细胞瘤骨转移的鉴别，因为这些细胞的胞质中不含糖原。

如仍怀疑为淋巴瘤，特异的免疫组化检测可用于识别疑似的淋巴细胞瘤谱系。

（一）免疫组织化学

神经元特异性烯醇化酶（neuron specific enolase，NSE）通常表达于细胞质，其与人自然杀伤细胞（human natural killer，HNK）一样不具有特异性，但 Kovar 等强调在尤因肉瘤和 PNET（原始神经外胚层肿瘤）中均有 MIC2 基因的过表达[9]。

该基因的存在证实了尤因肉瘤的神经外胚层起源，临床上 90% 的病例可借此做出诊断。但 MIC2 阳性并非尤因肉瘤独有，其免疫组织化学染色阳性也见于其他肿瘤如滑膜肉瘤、非霍奇金淋巴瘤、胃肠道间质瘤。

（二）细胞遗传学

检测到 22 号染色体 q12 EWSR1 基因与任意一条伙伴染色体的易位，是诊断尤因肉瘤的关键[1]。

在 90% 的尤因肉瘤中最常见的异常是 t（11;22）（q24;q12）基因易位。Turc-Carel 等在 1983 年首次报道[10]，即 11 号染色体和 22 号染色体在 11q24 和 22q12 水平的易位。所有报道的易位均涉及 22 号染色体 q12。

该易位对尤因肉瘤的诊断具有重要价值。事实上，小圆细胞肿瘤如横纹肌肉瘤、神经母细胞瘤及骨淋巴瘤的组织学鉴别是很困难的。该易位被用于明确尤因肉瘤的诊断[11, 22]。福尔马林固定的石蜡组织可通过反转录酶聚合酶链式反应（reverse transcriptase-polymerase chain reaction，RT-PCR）和荧光原位杂交（fluorescence in situ hybridization，FISH）检测该易位。但是，RT-PCR 对福尔马林固定的石蜡组织的敏感性低于冰冻组织[11]。

在尤因肉瘤中除存在 22q12 EWSR1 基因的易位外，还观察到数量和结构上的异常，包括染色体扩增、6 号染色体短臂的易位和缺失。

五、分期

尤因肉瘤治疗前的分期研究应包括以下几种。

- 磁共振成像（MRI）。
- 原发部位和胸部的计算机断层扫描（CT）。
- ^{18}F– 脱氧葡萄糖正电子发射断层扫描（^{18}F-FDG PET）或 ^{18}F-FDG PET-CT。
- 骨扫描。
- 骨髓穿刺 / 活检。

当肿瘤确诊后，CT 和 MRI 在分期方面效果是等同的，有助于放射肿瘤学医师确定肿瘤体积[12]。胸部 CT 用于检测肺转移瘤，肺部是尤因肉瘤最常见的继发转移部位。

^{18}F-FDG PET 或 ^{18}F-FDG PET-CT 对尤因肉瘤具有较高的敏感性和特异性，并为诊疗计划提供更多的信息。^{18}F-FDG PET 与骨扫描的相关性非常高，并逐步趋向于取代骨扫描对疾病初始范围的评估[13]。^{18}F-FDG PET-CT 也用于评估尤因肉瘤，比单独使用 ^{18}F-FDG PET 评估更为准确[14]。

多年来，骨髓穿刺或活检一直作为尤因肉瘤的诊断标准。然而，在多项研究中，如果骨扫描和（或）PET 扫描及肺 CT 未显示有继发转移灶的情况下，则这些骨髓检查结果都为阴性表现[15]。此外，在单纯骨髓受累（即无其他转移部位）的特殊情况下，由于骨髓受累不会改变其治疗方案，因此对骨髓检查的必要性目前存在争议[16]。

在局部和全身检查结束后，当未检测到原发部位以外的扩散时，肿瘤被定义为局限性肿瘤。如果怀疑区域淋巴结受累，则需要病理学证实，尽管该情况在尤因肉瘤中罕见。

六、治疗

未经治疗的尤因肉瘤的死亡率接近 100%。

局限性尤因肉瘤患者的最佳治疗包括综合治疗：全身治疗（化疗）和局部治疗 [手术治疗和（或）放疗][17]。患者通常在局部治疗前接受化疗（新辅助化疗和多药物方案化疗）。然后根据手术结果（手术切缘和肿瘤对化疗的反应）来指导辅助治疗。转移灶对术前化疗反应良好，但不幸的是只能进行部分控制。单纯肺转移被认为比其他类型的继发性疾病（骨转移、肝转移、骨髓转移）的患者预后更好，寡转移性病灶（尤其是位于骨和肺）的局部治疗正在成为肿瘤局部控制和延长生存期的研究方向[19]。

不容忽视的是尤因肉瘤最常发生于年轻患者中，许多卫生工作者都将参与其全方位治疗中（初级保健医师、血液科医师、康复专科医师、儿童护理专家、社会工作者、儿童生活专业人员、心理科医师及学校支持等）。化疗方案与疾病一样具有伤害性，必须将生育管理考虑在内。

（一）化疗

目前，治疗标准是首先进行化疗，然后在可能的情况下进行保守手术治疗。对于大多数医疗团队来说，放疗的适应证取决于对初始化疗的反应和切除手术的质量。在化疗出现之前，局限性尤因肉瘤的预后很差，由于肺转移和（或）骨髓转移，5 年死亡率超过 90%。

自 20 世纪 80 年代开始使用 VACA（长春新碱、放线菌素 D、环磷酰胺、多柔比星）化疗方案以获得更好的疗效，多个化疗方案已被采用。对化疗的研究目前一直在进行中。

尤因肉瘤的化疗始终基于四种药物（长春新碱、多柔比星、异环磷酰胺和依托泊苷）。多数方案也使用环磷酰胺，部分团队会加用放线菌素D。但是，环磷酰胺的剂量和强度在不同的方案中有所不同。

为了简化，美国治疗方案倾向于将长春新碱、环磷酰胺和多柔比星与异环磷酰胺/依托泊苷交替使用[20]，而欧洲治疗中心通常在单个治疗周期中将长春新碱、多柔比星和烷化剂（加用或不加用依托泊苷）联合使用[21]。对于所有方案，新辅助化疗时长从6个月到1年。

对于常规治疗复发风险高的患者，某些中心已采用大剂量化疗联合造血干细胞移植（hematopoietic stem cell transplant，HSCT）作为巩固治疗以改善预后[22]。在欧洲进行的尤因肉瘤实验显示该治疗方案改善了初始治疗反应不佳患者的预后[23]。

（二）局部治疗

尤因肉瘤局部治疗的目的是增加局部控制，同时尽可能降低复发率，保护病灶肢体的功能及改善患者的生活质量。

由于没有前瞻性临床研究证明手术联合放疗与单纯放疗的局部控制率孰优孰劣，所以尤因肉瘤单纯放疗的地位尚未确立，特别是原发于盆腔的尤因肉瘤。但一般来说，如果是小的局部肿瘤，或者团队认为手术可以治愈的肿瘤，则建议进行切除。对于非常年轻的患者，在可行的情况下应该首选手术，因为放射治疗本身是导致并发症的一个重要因素。

手术仍然是局部控制的金标准。然而，当骨肿瘤科医师认为病情过于严重（对功能、外观造成影响，特别是在骨盆或脊柱等部位）时，放射治疗仍然是一种合理有效的选择。此外，当无法获得整块切除手术的阴性切缘时，需要进行术后放疗。当手术不是获得满意局部控制的最简单方法时，放射肿瘤学医师和外科医师需要针对具体病例进行多学科讨论来确定局部控制的最佳治疗方案。当需要进行边缘切除（邻近肿瘤/R₁切缘）时，联合治疗也是一种选择，可行新辅助放疗后再进行手术。局部治疗的时机至关重要，因为较

早接受治疗的患者总体生存率较高。

由于现有的少数研究是基于选择标准（手术在局部控制和生存方面具有明显优势）的回顾性研究，因此基本上没有对手术与放疗的治疗区别质疑。一些使用倾向性评分的研究可能得出放疗、手术和联合治疗在骨盆肿瘤治疗中等效的结论。

然而，在欧洲进行的尤因肉瘤实验显示联合放疗和手术在骨盆肿瘤治疗中可以提高生存率。在非骶骨肿瘤中，与单独手术相比，局部联合治疗的复发率较低。即使在手术切除范围较广（R₀切缘）且对化疗有良好组织学反应的情况下，联合治疗似乎确实获得更好的总体生存率（5年生存率87% vs. 51%）。此外，未完全切除受累骨的患者、对诱导化疗组织学反应差的患者和未接受辅助放疗的患者死亡风险更高。最后，对于镜下仍有残留病变的手术切除患者，需要注意放疗的剂量。

总之，手术适用于合适的患者，但当手术可能影响功能或外观时，放射治疗仍然是对于肿瘤无法手术切除患者的标准治疗。在切缘接近肿瘤或切缘不足的情况下，也应考虑辅助放射治疗。

此外，当局部分期提示手术切缘接近肿瘤或阳性时，术前放疗可使肿瘤缩小，从而获得清晰的手术切缘，并降低复发风险[24]。

（三）手术

1. 切除

手术仍然是局部控制的标准治疗方法。尤其对于四肢尤因肉瘤，广泛切除的保肢手术与截肢手术具有相同的疗效。截肢在以往被认为是四肢尤因肉瘤治疗的金标准，但一项随机试验对此质疑，该试验比较了接受截肢的患者与接受广泛切除的保肢手术联合辅助放疗的患者。截肢对局部肿瘤复发有影响，但两组在总生存率或疾病特异性生存率方面无差异。逐渐地，大多数四肢尤因肉瘤患者，首选保肢手术而非截肢手术[25]，因此，目前各专业治疗中心很少通过截肢治疗四肢尤因肉瘤。

最初，保肢手术需要切除包含肉瘤的整块肌肉。目前已经认识到，在大多数情况下，周围 1cm 的手术切缘足以达到阴性切缘的标准并最大限度地降低了局部复发的风险。在软组织肉瘤的病例中，更广泛的手术切缘和（或）特定的放射治疗更有益于浸润性边界组织亚型肿瘤的治疗 [如黏液纤维肉瘤或未分化多形性肉瘤（undifferentiated pleomorphic sarcoma，UPS）]。

然而，即使计划进行 1cm 的标准手术切缘，有时安全切缘也会受到神经血管束的限制。如果神经血管束只是被肿瘤挤压到一边，而不被肿瘤包裹，则可以将肉瘤与神经血管束鞘一并切除以获得阴性切缘。通常将神经血管束暴露在安全区域，并将肿瘤逐渐从术区分离来完成手术。靠近神经血管束的肿瘤完全切除后显微镜下切缘阳性不一定会导致局部复发，因此不需要切除与原发病灶相邻的动脉或神经以获得 R_0 或 R_1 切除[26]。

当肿瘤不能从这些关键结构中分离出来以获得 R_1 切缘时（特别是当肿瘤最初接近血管束且局部复发的情况下），就需要牺牲血管束，这可能需要进行血管重建。血管重建手术指征通常由血管外科医师认真评估，这取决于牺牲血管的位置和长度。例如，如果股深血管被包裹，通常不需要血管重建，但如果膝关节尤因肉瘤考虑保肢，且需要切除累及的股浅血管束时，则需血管重建。关于静脉重建术仍有争议，这取决于切除的位置 [如特别是当大隐静脉和（或）股深静脉保持完整时，髂外静脉通常需要重建，而股浅静脉则不需要重建]。如果出现明显的肿胀，局部加压和抬高患肢会使症状暂时缓解，直至侧支循环形成。在神经方面，会阴部神经或坐骨神经的切除通常需要用矫形器以获得良好的处理，但必须告知患者由于足部麻木而导致无法察觉损伤的风险，因此足部应像糖尿病足一样需要定期检查[27]。股神经切除会导致更常见的并发症，包括长期的关节损伤和因无法控制膝关节造成的跌倒。跌倒导致保肢术后骨折发生率较高，应该使用像 Zimmer 夹板或关节型膝关节夹板等膝关节支具来预防[28]。切除上肢 3 条主要神经中的 1 条通常还可以保留手部适当的功能。

如果进行广泛切除手术意味着要切除主要神经并进行复杂的血管重建，许多团队可能因为其并发症多和失败率高，以及有导致功能不佳的风险而倾向于截肢。在这种情况下，特别是对于下肢肿瘤，截肢可能是首选。

2. 重建

腓骨、髌骨、肩胛骨或桡骨 / 尺骨等部位的骨肿瘤通常可以单纯切除而不需要重建（骨盆肿瘤有很大争议）。在负重部位，必须尽可能地恢复生物力学，以优化功能和降低肿瘤切除并发症的发生率。外科医师可以选择多种重建方法：同种异体移植物、人工假体复合同种异体移植物、人工假体（包括可延长性假体）、生物学重建和体外放射灭活自体骨。新技术将对降低手术并发症发生率、植入物设计 / 固定 / 功能和手术技术产生影响。

(1) 同种异体移植物重建：包括保留骨量、保留未受累的关节（夹层技术），以及恢复良好关节功能所需的肌腱解剖性再附着[29]。然而，在骨愈合之前，负重保护是必要的，骨关节移植物有发生骨关节炎、疾病传播（罕见）或移植排斥反应（罕见）的风险。并发症（如骨不连、骨折和感染）的发生率也很高[29, 30]，约 20% 的手术可能会失败，> 50% 的患者需要进行再次手术[31, 32]。不同类型的重建有不同的表现：> 80% 的同种异体移植物患者具有预后良好的长期功能[31, 33] 和优良的肢体存活率（＞90%）[31]。

Poitout 等[35] 对于骨关节重建的研究报道了不同的结果 [60% 的满意率（30 例）]，作者发现 DMSO 中保存的软骨在植入数年后仍有功能，无明显的关节破坏，且发现成活的软骨细胞。

在最近的一项同种异体骨移植重建研究（30 例）中，＞75% 的患者有至少一种并发症，大部分为骨不连（40%）。手术失败和并发症的危险因素为：年龄＞18 岁，同种异体骨长度＞15cm，单纯髓内钉固定及肿瘤位于骨干。这些研究发现与文献报道一致[34, 35]，普遍共识认为发病年龄、异体骨长度、缺乏坚强内固定和肿瘤位于骨干位置是导致该手术术后并发症的危险因素。

骨移植物骨折、骨不连和感染等并发症可能是由于同种异体骨某些部位无血供造成的[36, 37]。因此，Campanna 等在 20 世纪 80 年代开发了一种使用大段同种异体骨结合在异体骨中植入带血管蒂自体腓骨移植的技术，并在长期随访中报道了骨折风险和愈合率得到显著的改善[38]。然而，Houdek 等研究报道[37]无法证实这些结果，该研究发现与典型的同种异体骨重建相似，该技术术后仍具有高骨折率和低愈合率，但保肢率很高（94%），90% 的患者功能良好，并发症发生率尚可接受（30%）。这项技术尽管要求高，耗时长，但也代表着同种异体骨移植重建手术效果得到改善，而且随着我们对该技术失败原因和骨愈合机制的了解不断加深，未来很可能会有一些新的突破。

(2) 人工假体复合同种异体移植物重建（composite allograft-prosthetic reconstruction, CAPR）：由于软骨细胞无法在低温冷冻中存活，且同种异体骨 - 关节移植因非解剖型内固定不稳导致了软骨加速破坏，因此该术式具有挑战性，容易失败[39]。人工假体复合同种异体移植物重建可将标准的关节假体成形术与同种异体骨及其附着的软组织结合起来[40]。

多项研究表明，CAPR 可能比大段同种异体移植物置换能提供更好的稳定性，最可能的原因是肌肉和关节囊的重新附着有利于关节稳定[41]，就像经典的关节置换术一样，而不是将应力直接作用在人工假体与骨之间的连接处[40]。

尽管该技术通常用于下肢，但也用于反肩关节置换术（图 12-2）[42]。对于同种异体移植物重建，负重时间必须推迟到骨愈合后，但通常因尤因肉瘤的化疗而延迟。当与患者讨论重建方案时必须考虑到这一点，因为骨不连仍是此类手术中最常见的并发症（>20%）[43]。

据 Poitout 等报道[44]，重建必须使用大段同种异体移植物或人工假体复合同种异体移植物。

当移植物固定牢固且与受体骨接触良好时，大块低温冷冻同种异体移植物的融合性增强。其感染率与使用大段人工假体置换感染率相近，当同种异体移植物被假体柄或接骨板很好地保护时，骨折的风险就会降低。

(3) 人工假体重建（图 12-2 至图 12-4）：这是目前成年人群中应用最广泛的重建方法，得益于其即时可用性和现代植入物早期负重的可能性[45]。它们还提供较高的植入物存活率（下肢几乎达 80%，上肢可达 90%）[46, 47]，以及非常高的保肢率（>90%），但相对应地也有高翻修率（>30%）[48]，这主要是由于机械性因素、感染及肿瘤复发造成的[49]。

CAPR 与股骨近端人工假体重建相比，其并发症发生率相近，大段置换中有 10% 的病例发生无菌性松动，CAPR 中有 10% 的病例发生不愈合。尽管接受 CAPR 的患者髋外展肌力较高，但两者

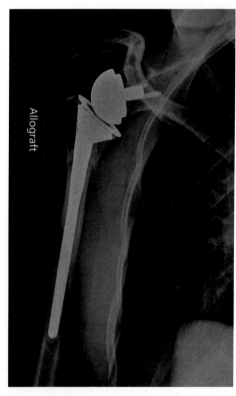

▲ 图 12-2　肱骨近端尤因肉瘤切除术后反肩关节假体置换术，采用长柄骨水泥型假体复合肩袖重建的同种异体移植物进行重建

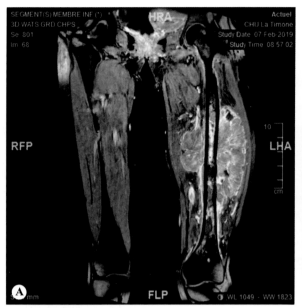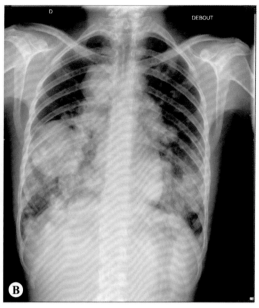

▲ 图 12-3　化疗前股骨 / 大腿尤因肉瘤
A. 累及大腿多个间室；B. 胸部 X 线片：多发转移灶

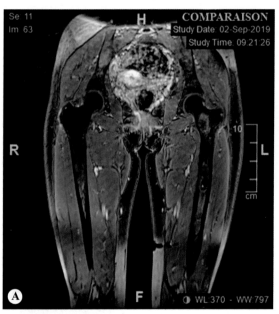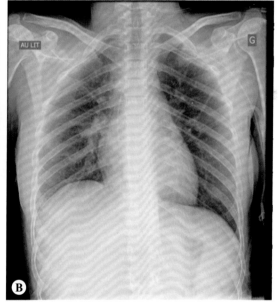

▲ 图 12-4　化疗后股骨 / 大腿尤因肉瘤
A. 肿瘤软组织受累完全缓解；B. 肺转移完全缓解

的功能评分和生存率无差异[50]。

CAPR 与大段人工假体植入物对比研究发现，由于膝关节比髋 – 股骨更加复杂，股骨远端大段人工假体置换术的成功率较低。CAPR 中生物力学基本保留，但当因肿瘤原因必须切除股内侧肌

和中间肌时，膝关节假体动力异常并伴有力量丧失和步态异常[51]。这些发现表明，在金属植入物中重建正常的关节运动和软组织再附着仍具有挑战性，但该术式仍在骨肿瘤科医师中流行。这也必须考虑到一些正在进行的关于在股骨远端置换

中使用哪种植入物（定制或组配）、固定物（骨水泥或非骨水泥）和铰链类型的争论[53]。所有这些参数都应该根据患者的情况来确定，这依赖于随机和同质研究，但在如肉瘤这样罕见的病种中建立此类研究仍很困难（图 12-3 至图 12-5）。

（4）体外放射灭活自体骨回植[54]：一些学者使用切除的肿瘤骨段进行体外放射灭活后重新植入，使用这种廉价的、解剖相匹配的移植物来重建骨缺损并保留骨量，从理论上避免了疾病传播和移植物排异的风险。该技术使用旋转标记来优化再植时的对位，从骨上剥除软组织，用无菌抗生素纱布包裹并使用单次 50Gy 剂量给予照射。在灭活骨再植和内固定之前进行髓内扩髓并填充骨水泥来完成手术。88% 的病例中截骨部位基本可以愈合，愈合率高于同种异体移植物固定，其感染率为 13.0%，其复发率与其他植入方式相近[33]。其骨折发生率可高达 20%[55]，辅助带血管蒂自体腓骨移植可降低这一风险，将近 90% 的患者功能优良[56]。

（5）对于儿童重建的选择：包括生物重建和可延长性假体。

①生物重建：由于儿童植入物最终失败的可能性，儿童骨肿瘤科医师倾向于限制人工假体的使用。考虑到骨骺需被保留，通常倾向于保留关节的节段骨切除，而不是进行大段的人工假体置换。

自体骨移植通常用于重建骨缺损或诱导骨愈合，髂骨仍然是骨肿瘤学中应用广泛的自体移植骨，尤其是在儿童患者中。其他可选择部位还包括胫骨近端、桡骨远端、胫骨远端和大转子[57]。皮质骨移植可用于需要即刻稳定的结构性缺损，而松质骨移植可提供更高的骨重塑和骨结合率，但骨质强度有限[57]。皮质 - 松质骨移植兼有皮质骨和松质骨的优点，而带血管蒂骨移植由于有血管蒂进而保障了最佳的骨折愈合，适用于大段骨缺损。带蒂或游离带血管的腓骨是骨肿瘤学中最常用的移植物之一，可用于不同部位，如肱骨、尺骨或桡骨。此外，也适用于生长板的重建（如使用腓骨近端）[58]。

②可延长性假体：该假体可以在数年间伴随儿童的生长而延长，从而减少长度的差异，因此可延长性假体目前仍是儿童患者的一种选择。该术式可获得良好的效果并降低自体骨移植时供体部位并发症的发生率。然而当患者成年时，翻修不可避免且相当具有挑战性[59]。

那么接下来呢？

假体无菌性松动率预计将会上升，年轻的尤因肉瘤幸存者将不可避免地面临植入物或重建失败。一种办法是优化固定装置，假体压配[60]设计用于在骨 - 假体连接处施加压缩力，导致骨质

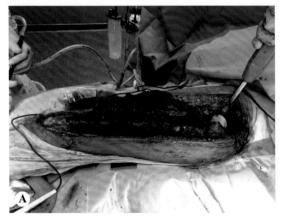
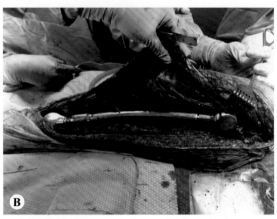

▲ 图 12-5　股骨的尤因肉瘤手术治疗
A. 依据 MRI 表现进行全股骨切除，肿瘤骨表面保留了一层股中间肌作为肿瘤切缘；B. 全股骨重建术中

生长（Wolff 定律[61]），另一种办法是在骨－假体连接处使用羟基磷灰石圈固定[53]，这是降低假体无菌性松动的两种不同方法且长期效果良好。

手术患者的随访依赖于复发监测技术的可靠性，通常会受到植入物伪影的影响，依靠射线可穿透的植入物的生物力学特性将其 MRI 或 CT 上的伪影减少到最小化，这有助于改善随访期间对肿瘤横断面成像的监测[62, 63]。

优化手术切除的安全性、切除效率和切缘在骨肿瘤学科中至关重要。导航技术广泛应用于脊柱和创伤手术及关节置换术中，提高了假体植入的精确度和可重复性[64]。例如，与传统切除技术相比，在骨肿瘤学中骨盆肿瘤手术辅助计算机技术的病灶切除率和计划截骨的准确性显著提高[65]。Cho 等[66]认为由于该术式使切缘状态得到改善，因此局部复发率降低。

同样，术前 MRI 和 CT 可帮助设计定制的 3D 打印截骨导板，配合患者专有器械来实施与患者匹配的骨缺损重建和假体植入[67]。术前先进的计算机辅助方案将帮助两组手术团队同时工作，一组完成肿瘤切除，另一组制作与切除肿瘤外观相同的同种异体移植物用于重建[68]。类似的技术也可应用于定制的金属植入物，植入物制造商和外科医师达成一致计划，制作出与切除物精确匹配的金属小梁植入物。最后，对于位于长骨骨骺或干骺端的尤因肉瘤，导航或特定的截骨导板将优化并完成关节周围肿瘤的手术切除以保留整个或部分骨骺，并通过 3D 打印植入物或特定截骨的同种异体移植物来重建缺损[69]。这些技术对复杂部位（如骨盆）的尤因肉瘤显得尤其有价值。

七、放射治疗

尤因肉瘤被认为是一种放疗敏感性肿瘤，可以通过适当的管理和合适的剂量进行放射治疗，但放疗有其辐射导致的隐患和并发症。

如果不计划手术切除肿瘤，一般按照肿瘤初始体积并以总剂量为 55.8Gy 进行分次放疗[70]。

国际尤因肉瘤协会推荐对于术后病变残留的患者，原病变部位给予 45Gy 剂量放疗，肉眼病灶残留增加 10.8Gy 剂量放疗，显微镜下病灶残留增加 5.4Gy 剂量放疗[71]。对于手术切除后显微镜下无病变残留的患者，不建议进行放疗[72]。

对于接受放疗的年轻患者，需进行长时间的随访以监测后续肿瘤的发展。一项回顾性研究发现，接受放疗剂量为 60Gy 或以上的患者有 20% 的病例有发生继发性恶性肿瘤的风险，接受放疗剂量为 48~60Gy 的患者发生继发性恶性肿瘤的风险为 5%，而接受放疗剂量小于 48Gy 的患者发生继发性恶性肿瘤的风险为 0%[73]。

因此，试图限制放疗范围和（或）剂量和（或）次数是许多放疗方案的研究重点。质子束放疗与调强放疗（intensity-modulated radiation therapy，IMRT）两者治疗方案相比表明，质子束放疗比调强放疗可以保留更多的正常组织[74]。然而，样本量少和随访时间短导致了该结论的局限性，特别是在局部复发风险方面，当减少放疗剂量时，局部复发风险可能会更高。

八、预后因素

（一）治疗前因素

• 肿瘤部位：位于肢体远端尤因肉瘤预后较好。位于肢体近端尤因肉瘤预后居中，其次是位于躯干或骨盆部位的患者[75]。

• 骨外原发肿瘤与骨原发肿瘤比较：统计学分析骨外原发肿瘤患者的预后明显优于骨原发肿瘤患者[76]。

• 肿瘤大小或体积是重要的预后因素。体积达到 100ml 或 200ml 和（或）单个直径 >8cm 肿瘤定义为较大的肿瘤，通常提示预后不佳[77]。

• 年龄：婴幼儿和年幼患者比年龄 >15 岁患者预后更佳[78]。

• 性别：女性患儿预后更佳[75]。

• 血清 LDH：治疗前血清 LDH 水平升高与预后不良有关，也与原发肿瘤较大和（或）肿瘤转移有关[79]。

- 转移：是最有价值的预后预测指标。局限于肺的转移预后更佳[80]，尽管单侧肺转移的患者比双侧肺转移的患者预后更佳[81]，但转移灶的数量似乎不影响预后。单纯骨转移比同时转移到骨和肺有更佳的预后[18]，淋巴结受累的患者总体预后较差[82]。

- 病理性骨折：可导致无事件生存率（event free survival，EFS）和总生存率（overall survival，OS）降低[83]。

- 既往恶性肿瘤治疗：在一项研究中，继发性尤因肉瘤患者的 5 年 OS 为 45%，而原发性尤因肉瘤患者的 5 年 OS 为 65%[84]。

- 标准细胞遗传学：复杂的核型和染色体数目异常可能提示预后较差[85]。

- 外周血中循环肿瘤细胞 DNA 似乎与较低的 3 年 EFS 和 OS 有关[86]。

- 在形态正常的骨髓中检测到融合转录本：骨髓或外周血中检测到融合转录本与复发风险增加相关[87]。

- 其他生物学因素：p53 蛋白过表达、Ki67 表达和 16q 缺失可能是预后不良的因素[88]。微粒体谷胱甘肽 s- 转移酶（与多柔比星耐药性相关）的高表达与较差的预后相关[89]。

以下不被认为是尤因肉瘤的预后不良因素。

- 组织病理学：神经分化程度不是尤因肉瘤的预后因素[90]。

- 分子病理学：EWSR1-ETS 易位断裂位点不是预后不良的因素[91]。

（二）治疗后的因素

- 术前化疗后肿瘤存活量较少或无残留的患者比肿瘤存活量较多的患者有更好的 EFS[92]。

- 女性和年幼的患者对术前治疗有良好的组织学反应[93]。

- 化疗后 PET 摄取减少与良好的组织学反应和更佳的预后相关[94]。

- 对术前化疗反应差的患者局部复发风险增加[95]。

- 局部复发的危险因素[96]：肿瘤位于骨盆、边缘/病灶内切除。但增加放射治疗可改善其预后。

- 肺转移的危险因素[96]：肿瘤坏死率<90%，既往有肺转移。

- 死亡的危险因素[96]：肺转移、骨转移或其他转移、肿瘤坏死率<90% 和早期局部复发（0~24 个月）。

九、依据具体情况的治疗总结

（一）局限性病灶

即使疾病在最初检查中看起来是局部性病变，大多数患者预计也会出现隐匿性转移。因此，通常的治疗过程是先多药化疗再局部治疗[手术和（或）放疗]，然后再辅助化疗。这种治疗可使任何部位病灶患者的 5 年总生存率达到 70%[20]。

（二）转移性尤因肉瘤

如前所述，25% 的病例在确诊时即可发现转移[6]，因此预后不良。目前的治疗方法可以使患者达到约 30% 的 5 年总生存率[18]，当只累及肺部并进行全肺放疗时，5 年总生存率更高（40%）[81]。当继发骨或内脏病变时，预后更差[97]。

常规的治疗包括化疗（交替使用长春新碱、多柔比星、环磷酰胺和异环磷酰胺/依托泊苷），并对原发灶和转移灶采取有效的局部控制措施。病灶可达到完全或部分缓解，但总治愈率仅为 20%[80]。转移灶的手术和放疗可以改善肺外转移患者的总体预后[19, 98]。其他的治疗方法包括大剂量化疗联合干细胞支持疗法、美法仑或伊立替康，但其疗效不稳定。

（三）复发性尤因肉瘤

尽管晚期复发（>5 年）占病例的 10% 以上[100]，但约 80% 的复发性尤因肉瘤会在初次诊断后 2 年内复发[99]。总体预后较差[17]，复发后 5 年生存率为 10%~15%。较短时间内复发和距离原发病灶较远的复发是预后不良的因素。

可以考虑使用联合化疗（环磷酰胺联合拓扑替康或伊立替康联合替莫唑胺加或不加长春新碱）[101]。骨病变的放射治疗可作为姑息治疗的选择，但根治性切除可以改善预后[99]。先前未接受放疗的肺转移瘤可考虑进行全肺放疗，肺残留病变可通过手术切除[102]。大剂量化疗联合干细胞支持疗法、单克隆抗体治疗（如 IGF1R）和免疫治疗（如抗 HER2 或抗 CD99）可能在某些特定病例中产生部分和客观的疗效，但现在确定其确切适应证还为时过早。

参考文献

[1] Delattre O, Zucman J, Melot T, Garau XS, Zucker JM, Lenoir GM et al. The Ewing family of tumors: a subgroup of small-round-cell tumors defined by specific chimeric transcripts. N Engl J Med. 1994; 331(5):294-299.

[2] Beck R, Monument MJ, Watkins WS, Smith R, Boucher KM, Schiffman JD, et al. EWS/FLI-responsive GGAA microsatellites exhibit polymorphic differences between European and African populations. Cancer Genet. 2012; 205(6):304-12.

[3] Jiang S, Wang G, Chen J, Dong Y. Comparison of clinical features and outcomes in patients with extraskeletal vs skeletal Ewing sarcoma: an SEER database analysis of 3178 cases. Cancer Manag Res. 2018;10:6227-36.

[4] Raney RB, Asmar L, Newton WA, Bagwell C, Breneman JC, Crist W, et al. Ewing sarcoma of soft tissues in childhood: a report from the Intergroup Rhabdomyosarcoma Study, 1972 to 1991. J Clin Oncol Off J Am Soc Clin Oncol. 1997;15(2):574-82.

[5] Brasme JF, Chalumeau M, Oberlin O, Valteau-Couanet D, Gaspar N. Time to diagnosis of Ewing tumors in children and adolescents is not associated with metastasis or survival: a prospective multicenter study of 436 patients. J Clin Oncol Off J Am Soc Clin Oncol. 2014; 32(18):1935-1940.

[6] Esiashvili N, Goodman M, Marcus RB. Changes in incidence and survival of Ewing sarcoma patients over the past 3 decades: surveillance epidemiology and end results data. J Pediatr Hematol Oncol. 2008;30(6):425-30.

[7] Fuchs B, Valenzuela RG, Sim FH. Pathologic fracture as a complication in the treatment of Ewing sarcoma. Clin Orthop. 2003;415:25-30.

[8] Hoffer FA, Gianturco LE, Fletcher JA, Grier HE. Percutaneous biopsy of peripheral primitive neuroectodermal tumors and Ewing sarcomas for cytogenetic analysis. AJR Am J Roentgenol. 1994;162(5):1141-2.

[9] Kovar H, Dworzak M, Strehl S, Schnell E, Ambros IM, Ambros PF, et al. Overexpression of the pseudoautosomal gene MIC2 in Ewing sarcoma and peripheral primitive neuroectodermal tumor. Oncogene. 1990;5(7):1067-70.

[10] Turc-Carel C, Philip I, Berger MP, Philip T, Lenoir G. Chromosomal translocation (11; 22) in cell lines of Ewing sarcoma. Comptes Rendus Seances Acad Sci Ser III Sci Vie. 1983;296 (23):1101-3.

[11] Bridge RS, Rajaram V, Dehner LP, Pfeifer JD, Perry A. Molecular diagnosis of Ewing sarcoma/primitive neuroectodermal tumor in routinely processed tissue: a comparison of two FISH strategies and RT-PCR in malignant round cell tumors. Mod Pathol Off J U S Can Acad Pathol Inc. 2006; 19(1):1-8.

[12] Meyer JS, Nadel HR, Marina N, Womer RB, Brown KLB, Eary JF et al. Imaging guidelines for children with Ewing sarcoma and osteosarcoma: a report from the Children's oncology group bone tumor committee. Pediatr Blood Cancer. 2008; 51 (2):163-170.

[13] Ulaner GA, Magnan H, Healey JH, Weber WA, Meyers PA. Is methylene diphosphonate bone scan necessary for initial staging of Ewing sarcoma if ^{18}F-FDG PET/CT is performed? AJR Am J Roentgenol. 2014;202(4):859-67.

[14] Treglia G, Salsano M, Stefanelli A, Mattoli MV, Giordano A, Bonomo L. Diagnostic accuracy of ^{18}F-FDG-PET and PET/CT in patients with Ewing sarcoma family tumors: a systematic review and a meta-analysis. Skeletal Radiol. 2012; 41(3):249-256.

[15] Kopp LM, Hu C, Rozo B, White-Collins A, Huh WW, Yarborough A, et al. Utility of bone marrow aspiration and biopsy in initial staging of Ewing sarcoma. Pediatr Blood Cancer. 2015;62 (1):12-5.

[16] Cesari M, Righi A, Colangeli M, Gambarotti M, Spinnato P, Ferraro A, et al. Bone marrow biopsy in the initial staging of Ewing sarcoma: Experience from a single institution. Pediatr Blood Cancer. 2019;66(6):e27653.

[17] Bacci G, Longhi A, Briccoli A, Bertoni F, Versari M, Picci P. The role of surgical margins in treatment of Ewing sarcoma family tumors: experience of a single institution with 512 patients treated with adjuvant and neoadjuvant chemotherapy. Int J Radiat Oncol Biol Phys. 2006; 65(3):766-772.

[18] Ladenstein R, Pötschger U, Le Deley MC, Whelan J, Paulussen M, Oberlin O, et al. Primary disseminated multifocal Ewing sarcoma: results of the Euro-EWING 99 trial. J Clin Oncol Off J Am Soc Clin Oncol. 2010; 28(20):3284-3291.

[19] Haeusler J, Ranft A, Boelling T, Gosheger G, Braun-Munzinger G, Vieth V, et al. The value of local treatment in patients with primary, disseminated, multifocal Ewing sarcoma (PDMES). Cancer. 2010;116(2):443-450.

[20] Grier HE, Krailo MD, Tarbell NJ, Link MP, Fryer CJH, Pritchard DJ et al. Addition of ifosfamide and etoposide to standard chemotherapy for Ewing sarcoma and primitive

neuroectodermal tumor of bone. N Engl J Med. 2003; 348(8):694-701.

[21] Juergens C, Weston C, Lewis I, Whelan J, Paulussen M, Oberlin O et al. Safety assessment of intensive induction with vincristine, ifosfamide, doxorubicin, and etoposide (VIDE) in the treatment of Ewing tumors in the EURO-Ewing 99 clinical trial. Pediatr Blood Cancer. 2006; 47(1):22-29.

[22] Loschi S, Dufour C, Oberlin O, Goma G, Valteau-Couanet D, Gaspar N. Tandem high-dose chemotherapy strategy as first-line treatment of primary disseminated multifocal Ewing sarcomas in children, adolescents and young adults. Bone Marrow Transplant. 2015;50(8):1083-8.

[23] Whelan J, Le Deley MC, Dirksen U, Le Teuff G, Brennan B, Gaspar N et al. High-dose chemotherapy and blood autologous stem-cell rescue compared with standard chemotherapy in localized high-risk ewing sarcoma: results of euro-EwinG 99 and Ewing-2008. J Clin Oncol Off J Am Soc Clin Oncol. 2018; JCO2018782516.

[24] Wagner TD, Kobayashi W, Dean S, Goldberg SI, Kirsch DG, Suit HD, et al. Combination short-course pre-operative irradiation, surgical resection, and reduced-field high-dose post-operative irradiation in the treatment of tumors involving the bone. Int J Radiat Oncol Biol Phys. 2009; 73(1):259-266.

[25] Rosenberg SA, Tepper J, Glatstein E, Costa J, Baker A, Brennan M, et al. The treatment of soft-tissue sarcomas of the extremities: prospective randomized evaluations of (1) limb-sparing surgery plus radiation therapy compared with amputation and (2) the role of adjuvant chemotherapy. Ann Surg. 1982;196(3):305-15.

[26] Crago AM, Brennan MF. Principles in management of soft tissue sarcoma. Adv Surg. 2015;49(1):107-12.

[27] Brooks AD, Gold JS, Graham D, Boland P, Lewis JJ, Brennan MF, et al. Resection of the sciatic, peroneal, or tibial nerves: assessment of functional status. Ann Surg Oncol. 2002;9(1):41-7.

[28] Jones KB, Ferguson PC, Deheshi B, Riad S, Griffin A, Bell RS, et al. Complete femoral nerve resection with soft tissue sarcoma: functional outcomes. Ann Surg Oncol. 2010;17(2):401-6.

[29] Fox EJ, Hau MA, Gebhardt MC, Hornicek FJ, Tomford WW, Mankin HJ. Long-term followup of proximal femoral allografts. Clin Orthop. 2002;397:106-13.

[30] Bus MPA, Dijkstra PDS, van de Sande MAJ, Taminiau AHM, Schreuder HWB, Jutte PC, et al. Intercalary allograft reconstructions following resection of primary bone tumors: a nationwide multicenter study. J Bone Joint Surg Am. 2014; 96(4):e26.

[31] Aponte-Tinao L, Ayerza MA, Muscolo DL, Farfalli GL. Survival, recurrence, and function after epiphyseal preservation and allograft reconstruction in osteosarcoma of the knee. Clin Orthop. 2015;473(5):1789-96.

[32] Sorger JI, Hornicek FJ, Zavatta M, Menzner JP, Gebhardt MC, Tomford WW, et al. Allograft fractures revisited. Clin Orthop. 2001;382:66-74.

[33] Ortiz-Cruz E, Gebhardt MC, Jennings LC, Springfield DS, Mankin HJ. The results of transplantation of intercalary allografts after resection of tumors: A long-term follow-up study. J Bone Joint Surg Am. 1997; 79(1):97-106.

[34] Aponte-Tinao L, Farfalli GL, Ritacco LE, Ayerza MA, Muscolo DL. Intercalary femur allografts are an acceptable alternative after tumor resection. Clin Orthop. 2012;470(3):728-34.

[35] Frisoni T, Cevolani L, Giorgini A, Dozza B, Donati DM. Factors affecting outcome of massive intercalary bone allografts in the treatment of tumours of the femur. J Bone Joint Surg Br. 2012;94 (6):836-41.

[36] Berrey BH, Lord CF, Gebhardt MC, Mankin HJ. Fractures of allografts: frequency, treatment, and end-results. J Bone Joint Surg Am. 1990; 72(6):825-833.

[37] Houdek MT, Wagner ER, Stans AA, Shin AY, Bishop AT, Sim FH, et al. What is the outcome of allograft and intramedullary free fibula (capanna technique) in pediatric and adolescent patients with bone tumors? Clin Orthop. 2016;474(3):660-8.

[38] Capanna R, Campanacci DA, Belot N, Beltrami G, Manfrini M, Innocenti M, et al. A new reconstructive technique for intercalary defects of long bones: the association of massive allograft with vascularized fibular autograft. Long-term results and comparison with alternative techniques. Orthop Clin North Am. 2007; 38 (1):51-60, vi.

[39] Aponte-Tinao LA, Ritacco LE, Albergo JI, Ayerza MA, Muscolo DL, Farfalli GL. The principles and applications of fresh frozen allografts to bone and joint reconstruction. Orthop Clin North Am. 2014;45(2):257-69.

[40] Gitelis S, Piasecki P. Allograft prosthetic composite arthroplasty for osteosarcoma and other aggressive bone tumors. Clin Orthop. 1991;270:197-201.

[41] Benedetti MG, Bonatti E, Malfitano C, Donati D. Comparison of allograft-prosthetic composite reconstruction and modular prosthetic replacement in proximal femur bone tumors: functional assessment by gait analysis in 20 patients. Acta Orthop. 2013;84 (2):218-23.

[42] King JJ, Nystrom LM, Reimer NB, Gibbs CP, Scarborough MT, Wright TW. Allograft-prosthetic composite reverse total shoulder arthroplasty for reconstruction of proximal humerus tumor resections. J Shoulder Elbow Surg. 2016;25(1):45-54.

[43] Hejna MJ, Gitelis S. Allograft prosthetic composite replacement for bone tumors. Semin Surg Oncol. 1997;13(1):18-24.

[44] Poitout D, Nouaille de Gorce E, Tropiano P, Volpi R, Merger A. Long-term outcome of large bone and osteochondral allografts. Bull Acad Natl Med. 2008;192(5):895-910; discussion 910-911.

[45] Racano A, Pazionis T, Farrokhyar F, Deheshi B, Ghert M. High infection rate outcomes in long-bone tumor surgery

with endoprosthetic reconstruction in adults: a systematic review. Clin Orthop. 2013;471(6):2017-27.

[46] Gosheger G, Gebert C, Ahrens H, Streitbuerger A, Winkelmann W, Hardes J. Endoprosthetic reconstruction in 250 patients with sarcoma. Clin Orthop. 2006;450:164-71.

[47] Ahlmann ER, Menendez LR, Kermani C, Gotha H. Survivorship and clinical outcome of modular endoprosthetic reconstruction for neoplastic disease of the lower limb. J Bone Joint Surg Br. 2006;88(6):790-5.

[48] Houdek MT, Wagner ER, Wilke BK, Wyles CC, Taunton MJ, Sim FH. Long term outcomes of cemented endoprosthetic reconstruction for periarticular tumors of the distal femur. Knee. 2016;23(1):167-72.

[49] Jeys LM, Kulkarni A, Grimer RJ, Carter SR, Tillman RM, Abudu A. Endoprosthetic reconstruction for the treatment of musculoskeletal tumors of the appendicular skeleton and pelvis. J Bone Joint Surg Am. 2008;90(6):1265-71.

[50] Farid Y, Lin PP, Lewis VO, Yasko AW. Endoprosthetic and allograft-prosthetic composite reconstruction of the proximal femur for bone neoplasms. Clin Orthop. 2006;442:223-39.

[51] AlGheshyan F, Eltoukhy M, Zakaria K, Temple HT, Asfour S. Comparison of gait parameters in distal femoral replacement using a metallic endoprosthesis versus allograft reconstruction. J Orthop. 2015;12(Suppl 1):S25-30.

[52] Benedetti MG, Catani F, Donati D, Simoncini L, Giannini S. Muscle performance about the knee joint in patients who had distal femoral replacement after resection of a bone tumor: an objective study with use of gait analysis. J Bone Joint Surg Am. 2000; 82(11):1619-1625.

[53] Mattei JC, Chapat B, Ferembach B, Le Nail LR, Crenn V, Bizzozero P et al. Fixed-hinge cemented modular implants: An effective reconstruction technique following primary distal femoral bone tumor resection: a 136-case multicenter series. Orthop Traumatol Surg Res OTSR. 2020.

[54] Puri A, Gulia A, Jambhekar N, Laskar S. The outcome of the treatment of diaphyseal primary bone sarcoma by resection, irradiation and re-implantation of the host bone: extracorporeal irradiation as an option for reconstruction in diaphyseal bone sarcomas. J Bone Joint Surg Am. 2012;94(7):982-8.

[55] Currey JD, Foreman J, Laketić I, Mitchell J, Pegg DE, Reilly GC. Effects of ionizing radiation on the mechanical properties of human bone. J Orthop Res Off Publ Orthop Res Soc. 1997;15 (1):111-7.

[56] Krieg AH, Davidson AW, Stalley PD. Intercalary femoral reconstruction with extracorporeal irradiated autogenous bone graft in limb-salvage surgery. J Bone Joint Surg Am. 2007;89 (3):366-71.

[57] Myeroff C, Archdeacon M. Autogenous bone graft: donor sites and techniques. J Bone Joint Surg Am. 2011; 93(23):2227-2236.

[58] Kunz P, Bernd L. Methods of biological reconstruction for bone sarcoma: indications and limits. Recent Results Cancer Res Fortschritte Krebsforsch Progres Dans Rech Sur Cancer.

2009;179:113-40.

[59] Savvidou OD, Kaspiris A, Dimopoulos L, Georgopoulos G, Goumenos SD, Papadakis V, et al. Functional and surgical outcomes after endoprosthetic reconstruction with expandable prostheses in children: a systematic review. Orthopedics. 2019; 42(4):184-190.

[60] Zimel MN, Farfalli GL, Zindman AM, Riedel ER, Morris CD, Boland PJ, et al. Revision distal femoral arthroplasty with the compress(®) prosthesis has a low rate of mechanical failure at 10 Years. Clin Orthop. 2016;474(2):528-36.

[61] Cristofolini L, Bini S, Toni A. In vitro testing of a novel limb salvage prosthesis for the distal femur. Clin Biomech Bristol Avon. 1998;13(8):608-15.

[62] Zimel MN, Hwang S, Riedel ER, Healey JH. Carbon fiber intramedullary nails reduce artifact in post-operative advanced imaging. Skeletal Radiol. 2015;44(9):1317-25.

[63] Steinberg EL, Rath E, Shlaifer A, Chechik O, Maman E, Salai M. Carbon fiber reinforced PEEK Optima: a composite material biomechanical properties and wear/debris characteristics of CF-PEEK composites for orthopedic trauma implants. J Mech Behav Biomed Mater. 2013;17:221-8.

[64] Richter M, Cakir B, Schmidt R. Cervical pedicle screws: conventional versus computer-assisted placement of cannulated screws. Spine. 2005; 30(20):2280-2287.

[65] Jeys L, Matharu GS, Nandra RS, Grimer RJ Can computer navigation-assisted surgery reduce the risk of an intralesional margin and reduce the rate of local recurrence in patients with a tumor of the pelvis or sacrum? Bone Jt J. 2013; 95-B(10): 1417-1424.

[66] Cho HS, Oh JH, Han I, Kim HS. The outcomes of navigation-assisted bone tumor surgery: minimum three-year follow-up. J Bone Joint Surg Am. 2012;94(10):1414-20.

[67] Wong KC, Kumta SM, Sze KY, Wong CM. Use of a patient-specific CAD/CAM surgical jig in extremity bone tumor resection and custom prosthetic reconstruction. Comput Aided Surg Off J Int Soc Comput Aided Surg. 2012;17(6):284-93.

[68] Docquier PL, Paul L, Cartiaux O, Delloye C, Banse X. Computer-assisted resection and reconstruction of pelvic tumor sarcoma. Sarcoma. 2010; 125-162.

[69] Muscolo DL, Ayerza MA, Aponte-Tinao LA, Ranalletta M. Partial epiphyseal preservation and intercalary allograft reconstruction in high-grade metaphyseal osteosarcoma of the knee. J Bone Joint Surg Am. 2005; 87 Suppl 1(Pt 2):226-236.

[70] Krasin MJ, Rodriguez-Galindo C, Billups CA, Davidoff AM, Neel MD, Merchant TE et al. Definitive irradiation in multidisciplinary management of localized Ewing sarcoma family of tumors in pediatric patients: outcome and prognostic factors. Int J Radiat Oncol Biol Phys. 2004; 60(3):830-838.

[71] Yock TI, Krailo M, Fryer CJ, Donaldson SS, Miser JS, Chen Z et al. Local control in pelvic Ewing sarcoma: analysis

from INT-0091: a report from the Children's Oncology Group. J Clin Oncol Off J Am Soc Clin Oncol. 2006; 24(24):3838-3843.

[72] Granowetter L, Womer R, Devidas M, Krailo M, Wang C, Bernstein M et al. Dose-intensified compared with standard chemotherapy for nonmetastatic Ewing sarcoma family of tumors: a Children's Oncology Group Study. J Clin Oncol Off J Am Soc Clin Oncol. 2009; 27(15):2536-2541.

[73] Kuttesch JF, Wexler LH, Marcus RB, Fairclough D, Weaver-McClure L, White M, et al. Second malignancies after Ewing sarcoma: radiation dose-dependency of secondary sarcomas. J Clin Oncol Off J Am Soc Clin Oncol. 1996;14(10):2818-25.

[74] Rombi, B., DeLaney, T.F., MacDonald, S.M., Huang, M.S., Ebb, D.H., Liebsch, N.J., et al. Proton radiotherapy for pediatric Ewing sarcoma: initial clinical outcomes. *Int J Radiat Oncol Biol Phys*. March 1, 2012; 82(3): 1142-1148.

[75] Karski EE, McIlvaine E, Segal MR, Krailo M, Grier HE, Granowetter L, et al. Identification of Discrete Prognostic Groups in Ewing Sarcoma. Pediatr Blood Cancer. 2016;63(1):47-53.

[76] Cash T, McIlvaine E, Krailo MD, Lessnick SL, Lawlor ER, Laack N, et al. Comparison of clinical features and outcomes in patients with extraskeletal versus skeletal localized Ewing sarcoma: A report from the Children's Oncology Group. Pediatr Blood Cancer. 2016;63(10): 1771-9.

[77] Ahrens, S,. Hoffmann, C., Jabar, S., Braun-Munzinger, G., Paulussen, M., Dunst, J., et al. Evaluation of prognostic factors in a tumor volume-adapted treatment strategy for localized Ewing sarcoma of bone: the CESS 86 experience. Cooperative Ewing Sarcoma Study. *Med Pediatr Oncol*. March 1999; 32(3): 186-195.

[78] Ahmed SK, Randall RL, DuBois SG, Harmsen WS, Krailo M, Marcus KJ, et al. Identification of Patients With Localized Ewing Sarcoma at Higher Risk for Local Failure: A Report From the Children's Oncology Group. Int J Radiat Oncol Biol Phys. 2017; 99(5):1286-1294.

[79] Bacci G, Longhi A, Ferrari S, Mercuri M, Versari M, Bertoni F. Prognostic factors in non-metastatic Ewing sarcoma tumor of bone: an analysis of 579 patients treated at a single institution with adjuvant or neoadjuvant chemotherapy between 1972 and 1998. Acta Oncol Stockh Swed. 2006;45(4):469-75.

[80] Miser JS, Krailo MD, Tarbell NJ, Link MP, Fryer CJH, Pritchard DJ et al. Treatment of metastatic Ewing sarcoma or primitive neuroectodermal tumor of bone: evaluation of combination ifosfamide and etoposide: a Children's Cancer Group and Pediatric Oncology Group study. J Clin Oncol Off J Am Soc Clin Oncol. 2004; 22(14):2873-2876.

[81] Paulussen M, Ahrens S, Craft AW, Dunst J, Fröhlich B, Jabar S, et al. Ewing tumors with primary lung metastases: survival analysis of 114 (European Intergroup) Cooperative Ewing Sarcoma Studies patients. J Clin Oncol Off J Am Soc

Clin Oncol. 1998;16(9):3044-52.

[82] Applebaum MA, Goldsby R, Neuhaus J, DuBois SG. Clinical features and outcomes in patients with Ewing sarcoma and regional lymph node involvement. Pediatr Blood Cancer. 2012;59(4):617-20.

[83] Schlegel M, Zeumer M, Prodinger PM, Woertler K, Steinborn M, von Eisenhart-Rothe R, et al. Impact of pathological fractures on the prognosis of primary malignant bone sarcoma in children and adults: a single-center retrospective study of 205 patients. Oncology. 2018;94(6):354-62.

[84] Applebaum MA, Goldsby R, Neuhaus J, DuBois SG. Clinical features and outcomes in patients with secondary Ewing sarcoma. Pediatr Blood Cancer. 2013;60(4):611-5.

[85] Roberts P, Burchill SA, Brownhill S, Cullinane CJ, Johnston C, Griffiths MJ, et al. Ploidy and karyotype complexity are powerful prognostic indicators in the Ewing sarcoma family of tumors: a study by the United Kingdom cancer cytogenetics and the children's cancer and Leukaemia Group. Genes Chromosomes Cancer. 2008;47(3):207-20.

[86] Shulman DS, Klega K, Imamovic-Tuco A, Clapp A, Nag A, Thorner AR, et al. Detection of circulating tumor DNA is associated with inferior outcomes in Ewing sarcoma and osteosarcoma: a report from the Children's Oncology Group. Br J Cancer. 2018;119(5):615-21.

[87] Schleiermacher G, Peter M, Oberlin O, Philip T, Rubie H, Mechinaud F et al. Increased risk of systemic relapses associated with bone marrow micrometastasis and circulating tumor cells in localized Ewing tumor. J Clin Oncol Off J Am Soc Clin Oncol. 2003; 21(1):85-91.

[88] Ozaki T, Paulussen M, Poremba C, Brinkschmidt C, Rerin J, Ahrens S, et al. Genetic imbalances revealed by comparative genomic hybridization in Ewing tumors. Genes Chromosomes Cancer. 2001;32(2):164-71.

[89] Scotlandi K, Remondini D, Castellani G, Manara MC, Nardi F, Cantiani L et al. Overcoming resistance to conventional drugs in Ewing sarcoma and identification of molecular predictors of outcome. J Clin Oncol Off J Am Soc Clin Oncol. 2009; 27 (13):2209-2216.

[90] Luksch R, Sampietro G, Collini P, Boracchi P, Massimino M, Lombardi F, et al. Prognostic value of clinicopathologic characteristics including neuroectodermal differentiation in osseous Ewing sarcoma family of tumors in children. Tumori. 1999;85 (2):101-7.

[91] Le Deley MC, Delattre O, Schaefer KL, Burchill SA, Koehler G, Hogendoorn PCW et al. Impact of EWS-ETS fusion type on disease progression in Ewing sarcoma/ peripheral primitive neuroectodermal tumor: prospective results from the cooperative Euro-E.W.I.N.G. 99 trial. J Clin Oncol Off J Am Soc Clin Oncol. 2010; 28(12):1982-1988.

[92] Oberlin O, Deley MC, Bui BN, Gentet JC, Philip T, Terrier P, et al. Prognostic factors in localized Ewing tumors and peripheral neuroectodermal tumors: the third study of the French Society of Paediatric Oncology (EW88 study). Br J

Cancer. 2001; 85 (11):1646-1654.

[93] Ferrari S, Bertoni F, Palmerini E, Errani C, Bacchini P, Pignotti E, et al. Predictive factors of histologic response to primary chemotherapy in patients with Ewing sarcoma. J Pediatr Hematol Oncol. 2007;29(6):364-8.

[94] Palmerini E, Colangeli M, Nanni C, Fanti S, Marchesi E, Paioli A, et al. The role of FDG PET/CT in patients treated with neoadjuvant chemotherapy for localized bone sarcomas. Eur J Nucl Med Mol Imaging. 2017;44(2): 215-23.

[95] Lin PP, Jaffe N, Herzog CE, Costelloe CM, Deavers MT, Kelly JS, et al. Chemotherapy response is an important predictor of local recurrence in Ewing sarcoma. Cancer. 2007; 109(3):603-611.

[96] Bosma SE, Rueten-Budde AJ, Lancia C, Ranft A, Dirksen U, Krol AD, et al. Individual risk evaluation for local recurrence and distant metastasis in Ewing sarcoma: a multistate model for Ewing sarcoma. Pediatr Blood Cancer. 2019;66(11):e27943.

[97] Paulussen M, Ahrens S, Burdach S, Craft A, Dockhorn-Dworniczak B, Dunst J, et al. Primary metastatic (stage IV) Ewing tumor: survival analysis of 171 patients from the EICESS studies: European Intergroup Cooperative Ewing Sarcoma Studies. Ann Oncol Off J Eur Soc Med Oncol. 1998; 9 (3):275-281.

[98] Casey DL, Wexler LH, Meyers PA, Magnan H, Chou AJ, Wolden SL. Radiation for bone metastases in Ewing sarcoma and rhabdomyosarcoma. Pediatr Blood Cancer. 2015;62(3):445-9.

[99] Stahl M, Ranft A, Paulussen M, Bölling T, Vieth V, Bielack S, et al. Risk of recurrence and survival after relapse in patients with Ewing sarcoma. Pediatr Blood Cancer. 2011;57(4): 549-53.

[100] Wasilewski-Masker K, Liu Q, Yasui Y, Leisenring W, Meacham LR, Hammond S et al. Late recurrence in pediatric cancer: a report from the Childhood Cancer Survivor Study. J Natl Cancer Inst 2009; 101(24):1709-1720.

[101] Raciborska A, Bilska K, Drabko K, Chaber R, Pogorzala M, Wyrobek E, et al. Vincristine, irinotecan, and temozolomide in patients with relapsed and refractory Ewing sarcoma. Pediatr Blood Cancer. 2013;60(10):1621-5.

[102] Scobioala S, Ranft A, Wolters H, Jabar S, Paulussen M, Timmermann B et al. Impact of whole lung irradiation on survival outcome in patients with lung relapsed ewing sarcoma. Int J Radiat Oncol Biol Phys. 2018; 102(3):584-592.

第六篇　血管来源骨肿瘤

Vascular Bone Tumors

第 13 章 骨血管瘤
Hemangioma

Jaime Paulos 著

摘 要

骨血管瘤是一种伴血管形成的良性骨肿瘤。好发于椎体和颅骨，多为偶然发现且具有典型的影像学特征。治疗一般先需要观察，对于病理性骨折风险增加的病例则需要手术治疗。

关键词

骨血管瘤；良性骨肿瘤

骨血管瘤是一种伴血管形成的良性骨内肿瘤。血管瘤多见于软组织，而骨血管瘤多见于椎体和颅骨。在少数病例中可以在肋骨、骨盆、肩胛骨和长骨（如肱骨、股骨和胫骨）中出现[1]。

一、临床表现

大多数椎体血管瘤是无症状的，常由于其他原因在对脊柱进行 X 线检查时被发现。也可能因发生病理性骨折或疼痛而被发现。

二、影像学

椎体内可见典型的垂直骨小梁形成，骨小梁中间有溶骨性病变而呈蜂窝状[2]。核素骨扫描见放射性浓聚，呈温区或热区改变（图 13-1）。组织学显示海绵样病变伴薄壁血管性病变（图 13-2）。

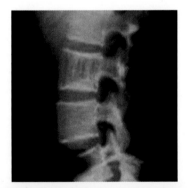

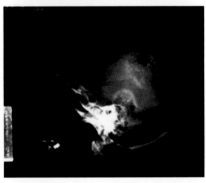

▲ 图 13-1 椎体和颅骨血管瘤

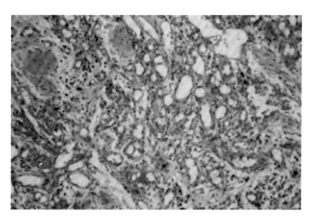

▲ 图 13-2　骨血管瘤的组织学表现

三、治疗

当患者无症状且无骨折风险时，仅观察即可。在有症状病例中，应刮除植骨。对无法手术的病例，可行低剂量放射治疗（25～40Gy）[2]。

参考文献

[1] Rigopoulou A, Saifuddin A. Intraosseous hemangioma of the appendicular skeleton: Imaging features of 15 cases, and a review of the literature. Skeletal Radiol. 2012;41(12):1525-36.

[2] Miszczyk L, Tukiendorf A. Radiotherapy of painful vertebral hemangiomas: The single center retrospective analysis of 137 cases. Int J Radiat Oncol Biol Phys. 2012;82(2):e173-80.

第 14 章　骨血管肉瘤
Hemangiosarcoma or Angiosarcoma

Eduardo Botello　著

摘　要

骨血管肉瘤是一种罕见的血管内皮来源恶性骨肿瘤。局部具有侵袭性，可局部扩大并迅速蔓延。治疗以广泛或根治性手术切除为基础。

关键词

骨血管肿瘤，恶性骨肿瘤

　　骨血管肉瘤属于血管内皮细胞来源的罕见恶性骨肿瘤。肿瘤具有侵袭性而在局部逐渐增大，可通过血行转移和（或）淋巴转移扩散。它们在局部生长超过几个月后可出现转移。通常预后不良，5 年总生存率约 20%。病因尚不明确，部分病例出现在先前接受过放疗治疗的部位[1]。

一、影像学

　　影像学显示溶骨性病灶，无反应性成骨和骨皮质破坏。MRI 表现为膨胀性肿块，骨质破坏并伴有软组织侵犯（图 14-1）。

　　临床特征显示为病史数周或数月的局部异常肿块。多侵及长骨（股骨）和脊柱，多发生于成人（40—70 岁男性）。

二、组织学

　　病理示内皮细胞高度异型性及坏死。呈血管

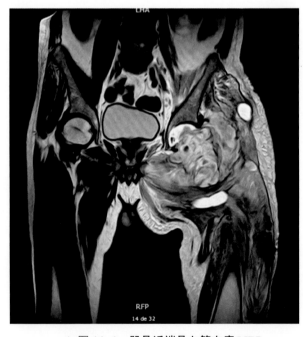

▲ 图 14-1　股骨近端骨血管肉瘤 MRI

中心性生长并沿血管壁扩张，常导致管腔闭塞，并向周围组织离心扩张（图14-2）。

镜下可见，细胞排列成单列、条索状和小巢状，通常缺乏形态良好的血管通道，仅有未成熟的胞质内腔。细胞分裂活性存在，但组织分化较少。

三、治疗

可行广泛或根治性手术切除。也可行化疗和放疗，但疗效尚不确定[2,3]。

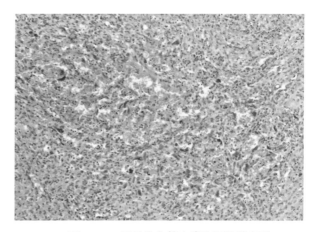

▲ 图 14-2 恶性骨血管肉瘤的组织学表现

参考文献

[1] Chen KT, Hoffman KD, Hendricks EJ. Angiosarcoma following therepeutic irradiation. Cancer 44: 2044-2048.

[2] Roessner A, Boehling T. Angiosarcoma. In Fletcher CDM, Unni KK, Mertens F, editors. Pathology and genetics of tumors of soft tissue and bone: world health organization classification of tumors. Lyon, France: IARC Press; 2002. p. 322-3. http://www. iarc.fr/en/publications/pdfs-online/pat-gen/bb5/BB5.pdf Accessed August 1, 2012.

[3] Deyrup AT, Tighiouart M, Montag AG, Weiss SW. Epithelioid hemangioendothelioma of soft tissue: A proposal for risk stratification based on 49 cases. Am J Surg Pathol 2008; 32(6):924-927.

第 15 章 血管外皮瘤
Hemangiopericitoma

Jaime Paulos 著

摘 要

血管外皮瘤是一种罕见的肿瘤，来源于血管壁周细胞。这种起源尚有争议，也有观点认为是纤维细胞起源。治疗需要广泛切除并联合放疗或化疗。

关键词

恶性血管性骨肿瘤

血管外皮瘤是起源于血管壁周细胞一种恶性肿瘤，多见于周围的薄壁血管。事实上，它被归类为孤立的纤维性肿瘤，因为它的起源是纤维细胞，而非周细胞[1]。它是一种罕见的骨肿瘤，可见于任何骨骼，多发生在骨盆、股骨近端、椎骨或肱骨。大多数病例发生于成人，很少有病例在其他年龄段发病。该病尽管生长缓慢但仍有转移灶产生。

一、影像学

大多数病例为溶骨性改变，没有特异的影像学表现。有时可以有蜂窝状的外观。

二、组织学

大体特征为坚硬的红色血性团块。

肿瘤是由圆形到卵圆形的细胞和薄壁血管组成的细胞团。血管分支的通道形似"鹿角"。

通过银染色突出每个细胞周围的网状蛋白鞘，可确认肿瘤细胞在血管间隙外。肿瘤细胞没有肌动蛋白染色阳性的事实表明，周细胞可能有其他的细胞来源[2]。

三、治疗

病变范围较大时需要分块切除，必要时可能需要截肢。也可采用放疗和多种药物化疗。

参考文献

[1] Crawford EA, Slotcavage RL, King JJ, Lackman RD, Ogilvie CM. Ethanol sclerotherapy reduces pain in symptomatic musculoskeletal hemangiomas. Clin Orthop Relat Res. 2009;467(11):2955-61.

[2] Brouchet A, Amoretti N, Penel N, Héritier S, Thariat J. Tumeurs vasculaires primitives osseuses 08/08/12[14-799]. https://doi.org/ 10.1016/s0246-0521(12)59302-2.

第七篇　结缔组织骨肿瘤

Bone Tumors of Conjunctive Tissue

第 16 章 硬纤维瘤
Desmoid Fibroma

Antonieta Solar　著

摘 要

硬纤维瘤是一种罕见的良性侵袭性骨肿瘤。它来源于产生胶原蛋白的成纤维细胞。反复复发可转变为恶性，如纤维肉瘤。该肿瘤性质被认为介于良性纤维瘤和纤维肉瘤之间。据报道，局部复发率高达 40%。

关键词

促结缔组织增生性纤维瘤；成纤维细胞

一、影像学表现

硬纤维瘤的影像学表现为一种良性的局部溶骨性病变，好发于股骨、胫骨、骨盆或颌骨[1]。

二、大体病理学

尽管有较大病变的报道，硬纤维瘤的大小为 2.5～10cm。该肿瘤是一个灰白色、致密、橡胶状且质硬肿块，切面外观呈涡轮状或束状，通常易从骨骼上完全切除，偶见小囊变区域，内层骨皮质表面常表现为局灶性破坏[2]。

三、显微病理学

促结缔组织增生性纤维瘤是一种胶原蛋白含量不等、细胞稀疏的梭形细胞肿瘤。梭形细胞或星状细胞呈片状或不规则交织的束状排列，外观单一，细胞核细长，有时呈卵圆形，染色质呈囊泡状，小圆形核仁不明显。有些细胞核可能较大或深染，但细胞通常缺乏多形性或特异性。有丝分裂罕见。细胞的数量不等，有些区域细胞相对过多。尽管如此，在促结缔组织增生性纤维瘤中不应出现明显的细胞增生，常可以见到扩张、薄壁的血管区域，胶原蛋白呈纤维状、波浪状或玻璃样变；瘢痕样胶原并不常见。少数肿瘤基质呈黏液样[2]。有时也有关于结蛋白出现的报道。此外，波形蛋白、MIB-1 和 bcl-2 在部分促结缔组织增生性纤维瘤细胞染色阳性。

四、显微鉴别诊断

促结缔组织增生性纤维瘤的组织学鉴别诊断，包括纤维结构不良、低级别纤维肉瘤和低级别中央型骨肉瘤。纤维结构不良可有大量梭形细胞增殖而无成骨，这可被误诊为促结缔组织增生性纤维瘤。尽管如此，典型的 X 线片特征和充足的样本，以及典型的"字母形"骨小梁区域，有利于避免这种组织学误诊。由于临床病程相似，促结缔组织增生性纤维瘤和低级别纤维肉瘤鉴别诊断非常困难。低级别纤维肉瘤显微镜下可表现为"人字形"结构，通常至少表现为轻度细胞多形性和染色过深。任何伴有类骨组织或骨组织形成的肿瘤均可排除促结缔组织增生性纤维瘤的可能性，而支持低级别中央型骨肉瘤的诊断。

参考文献

[1] Zhang F, Ni B, Zhao L et al. Desmoplastic fibroma of the cervical spine: case report and review of the literature. Spine (Phila Pa 1976) 2010; 35(14):E667-E671, 88.

[2] Taconis WK, Schütte HE, Van der Heul RO. Desmoplastic fibroma of bone: a report of skeletal 18 cases. Radiol. 1994;23(4):283-8.

第 17 章　骨纤维肉瘤
Fibrosarcoma

Antonieta Solar　著

摘　要

骨纤维肉瘤是一种生长迅速的恶性骨肿瘤，形态上类似未形成骨样组织的骨肉瘤。

关键词

骨纤维肉瘤；恶性骨肿瘤

骨纤维肉瘤是一种源于成纤维细胞的罕见恶性肿瘤，好发于软组织[1-3]。

骨纤维肉瘤在所有年龄段均有发病，40—60岁的成年人中更为常见，最常见的部位是股骨远端和胫骨近端，男女发病率无差异。

与其他恶性骨肿瘤一样，其临床表现为钝痛和可触及如肿块样的局部肿胀，在数周或数月内出现症状。

一、影像学表现

骨纤维肉瘤位于干骺端或骨干处，表现为溶骨性、边界不清的病变（多见于股骨远端），伴骨皮质破坏而无骨膜反应或硬化，并可侵犯软组织，存在病理性骨折的风险。

二、大体病理学

约 2/3 的骨纤维肉瘤最大径≤9cm，其余≥10cm。肿瘤的大体外观取决于它们的级别：低级别肿瘤通常呈灰白色，质硬，呈橡胶样，切面呈涡轮状，质地柔软易碎；高级别肿瘤浸润明显，可表现为坏死区、出血区、囊变区或罕见的黏液样区。大多数骨纤维肉瘤会导致骨皮质破坏。

三、显微病理学

骨纤维肉瘤由梭形细胞束交错组成，在大多数病例中呈"人字形"排列[4]。细胞核细长，染色质细或颗粒状，常伴有核仁和锥形末端。细胞质通常难以区分。在分化良好的骨纤维肉瘤中胶原蛋白的含量不同。肿瘤呈浸润性生长，在病灶内可见正常的骨小梁残留。极少数情况下，肿瘤呈明显黏液样改变或由小细胞组成则提示尤因肉瘤。纤维肉瘤的分级与预后密切相关，因此对这些肿瘤进行分级非常重要。虽然有些学者个人更倾向使用 Ⅱ 级或 Ⅲ 级的分级系统，但 Ⅳ 级 Broders 分级系统已经被广泛使用。细胞呈梭形，有轻微的褶皱形态，细胞核呈卵圆形或细长形，部分可饱满，染色质细，少有深染，核仁小而不明显，有丝分裂计数低。高级别或低分化（Broders 分级 III 级和 IV 级）骨纤维肉瘤富含细胞，很少或不产生胶原蛋白。细胞呈梭形，饱满，多形性适中，部分细胞为多核，细胞核非常致密，有粗细不等的深染块状染色质。核仁大小不一，有丝分裂计数明显偏高，坏死灶、出血灶或黏液样基质多见。

特殊技术：骨纤维肉瘤细胞波形蛋白呈强阳性，平滑肌肌动蛋白呈局灶阳性。

四、显微鉴别诊断

高分化骨纤维肉瘤鉴别诊断包括纤维结构不良和促结缔组织增生性纤维瘤。纤维结构不良的细胞通常饱满，而纤维肉瘤细胞则细长。骨纤维肉瘤中未发现钙化基质，而发现"字母形"的化生性骨则证实了纤维结构不良的诊断。高分化骨纤维肉瘤和促结缔组织增生性纤维瘤的鉴别非常困难，骨纤维肉瘤至少在某些区域具有核多形性，具有轻度有丝分裂活性和"人字形"结构。低分化骨纤维肉瘤的鉴别诊断包括成纤维性骨肉瘤、恶性纤维组织细胞瘤、梭形细胞或肉瘤样癌和梭形细胞黑色素瘤。骨样基质的发现支持骨肉瘤的诊断。席纹状结构、上皮样细胞和明显的细胞多形性是恶性纤维组织细胞瘤的特征，明显的细胞多形性并不是骨纤维肉瘤细胞的鉴别特征。梭形癌细胞或黑色素瘤细胞则分别通过完善的临床病史和免疫组化技术的上皮标志物或黑色素细胞标志物来区分。

五、治疗

推荐类似骨肉瘤的术前新辅助化疗，如能获得广泛切缘则可行广泛切除术，否则截肢[5-7]。放射治疗适用于无法手术的肿瘤。

参考文献

[1] Kleihues P, Cavenee WK, editors. Classification of Tumors. Lyon, France: IARC Press;2002, p. 289-290.

[2] Kahn LB, Vigorita V. Fibrosarcoma of Bone. In Fletcher CDM, Unni KK, Mertens F, editors. Pathology and genetics of tumors of soft tissue and bone. World Health Organization: www.iarc.fr/en/publications/pdfs-online/pat-gen/bb5/BB5.pdf. Accessed August 1, 2012.

[3] Pritchard DJ, Soule EH, Taylor WF, Ivins JC. Fibrosarcoma clinicopathologic and statistical study of 199 tumors of the soft tissues of the extremities and trunk. Cancer. 1974;33: 888-97.

[4] Larsson SE, Lorentzon R, Boquist L. Fibrosarcoma of bone: Swedish Cancer Registry from 1958 to 1968. J Bone Joint Surg. 1976; 58B: 412-417.

[5] Scott SM, Reiman HM, Pritchard DJ, Ilstrup DM Soft tissue fibrosarcoma: a clinicopathologic study of 132 cases. Cancer 1989; 64; 925-931.

[6] Bahrami A, Folpe AL. Adult-type fibrosarcoma: A reevaluation of 163 putative cases diagnosed at a single institution over a 48-year period. Am J Surg Pathol. 2010; 34: 1504-13.

[7] Ropars M, Heurtin T, Odri GA. Autres sacomes osseux: fibrosarcomes, sarcomes pleomorphes indifirencies de haut grade et leiomyosarcomes. EM consulte, Tumeurs: 25/07/19 [14-185], https://doi.org/10.1016/s1286-935x(19)42727-5.

第 18 章　脂肪瘤
Lipoma

Antonieta Solar　著

摘　要

骨内脂肪瘤是由脂肪组织形成的良性骨肿瘤，通常表现为骨局部肿瘤，MRI 显示典型的脂肪信号有助于诊断，刮除术是有效的治疗方法。

关键词

良性骨肿瘤；脂肪瘤

脂肪瘤是一种非常常见的软组织病变，但骨内脂肪瘤却是一种少见的由成熟脂肪细胞形成的骨内良性骨肿瘤。该病可以发生在股骨、胫骨、骨盆、下颌骨等骨骼中，多发于跟骨[1]。多发性骨脂肪瘤也有报道[2]。

一、大体病理学

脂肪瘤边界清晰，有时呈分叶状，典型病变表现为一团黄色质软脂肪组织肿块，具体大体外观取决于肿瘤的分期。1988 年 Milgram 等[3] 报道了数量最多的骨内脂肪瘤系列研究，并将其分为三个发展阶段，主要表现是：Ⅰ期病变以脂肪组织为主，少量骨小梁形成；Ⅱ期病变有较多钙化或骨化；Ⅲ期病变包括脂肪坏死、形态良好的囊肿、有时可见广泛钙化和反应性骨边缘硬化。

二、显微病理学

骨内脂肪瘤由成熟脂肪细胞和散在环绕的骨小梁组成。由于中老年人群正常骨髓中存在有典型的脂肪组织，故可能会导致漏诊。由于在大多数情况下病灶被刮除，若无病变的影像学资料则很难确诊为脂肪瘤。正如大体外观那样，显微特征因分期不同而异。Ⅰ期病变以脂肪为主；Ⅱ期病变表现为部分钙化的局灶性脂肪坏死或形成缺血性骨组织；Ⅲ期病变表现为广泛的脂肪坏死，形成大量缺血性骨组织和深紫色钙化及囊肿。

三、显微鉴别诊断

骨内脂肪瘤的鉴别诊断包括骨髓脂肪化和骨梗死。X 线检查对确诊最有价值。钙化与梗死灶表现相似，但梗死灶为周围型。大多数患者是因偶然因素或因局部疼痛而被发现。

在坏死则表现为 T_1 低信号、T_2 高信号 [4]。

四、影像学表现

X 线片显示边界清晰的溶骨性病变，周围有骨硬化边界。MRI 显示典型 T_1、T_2 高信号，STIR 无信号的典型脂肪特征表现；若病变中心存

五、治疗

如果肿瘤无症状且位于无骨折风险区域，则密切观察。病灶刮除并植骨是最有效的治疗方法。

参考文献

[1] Narang S, Gangopadhyay M. Calcaneal intraosseous lipoma: a case report and review of the literature. J Foot Ankle Surg. 2011;50 (2):216-20.

[2] Rehani B, Wissman R. Multiple intraosseous lipomatosis, a case report. Cases J. 2009;2:7399.

[3] Milgram JW. Intraosseous lipomas: radiologic and pathologic manifestations. Radiology. 1988;167:155-60.

[4] Blacksin MF, Ende N, Benevenia J. Magnetic resonance imaging of intraosseous lipomas. Skeletal Radiol. 1995; 24(37):41.

第 19 章 骨内脂肪肉瘤
Liposarcoma

Antonieta Solar 著

摘 要

骨内脂肪肉瘤是一种恶性骨肿瘤，其生长类似于骨内肿块破坏骨皮质并发生转移。不同的类型有不同的表现形式，在治疗上需要广泛手术切除肿瘤和化疗。

关键词

恶性骨肿瘤；骨内脂肪肉瘤

骨内脂肪肉瘤是一种罕见的骨内恶性肿瘤，组织学上与软组织脂肪肉瘤相似。它是由不同程度异型性的脂肪细胞构成。骨内脂肪肉瘤的类型包括高分化骨内脂肪肉瘤、黏液样骨内脂肪肉瘤和多形性骨内脂肪肉瘤，其中高分化和黏液样骨内脂肪肉瘤的预后优于多形性骨内脂肪肉瘤[1-3]。

免疫组织化学染色中，骨内脂肪肉瘤为 MDM2/CDK4 阳性。

它们通常位于股骨和胫骨的干骺端或骨干。

影像学表现为 X 线片上界限不清的低密度病灶，并可有骨皮质破坏和软组织侵犯。MRI 表现为等或高 T_1、T_2 信号，STIR 阳性（短 T_1 反转恢复，脂肪信号无效）。

诊断时需要进行活检以区分不同类型并与其他多形性肉瘤进行鉴别诊断。

一、大体病理学

瘤体通常较大，外观呈分叶状，质软，有时呈橡胶状，切面可呈亮黄色至白色或灰色。

二、显微病理学

大多数为多形性骨内脂肪肉瘤。其他罕见类型包括黏液样骨内脂肪肉瘤和高分化脂肪瘤样骨内脂肪肉瘤。多形性骨内脂肪肉瘤与软组织骨内脂肪肉瘤相似，细胞密集且伴片状大得多形性细胞组成，这些细胞有嗜酸性胞质或透明的胞质液泡[4]。骨内脂肪肉瘤细胞有丝分裂活性非常高。脂肪瘤样骨内脂肪肉瘤由成熟脂肪细胞和散在的成脂细胞构成，可见清晰的细胞质空泡和扇贝样细胞核。黏液样骨内脂肪肉瘤由浸润在黏液样基质中的星状和梭形细胞构成，黏液样基质中有细微的树状血管，还可见散在的成脂细胞。

特殊技术：用油红O染色可显示胞质内的脂肪滴。

三、显微鉴别诊断

鉴别诊断包括其他多形性肉瘤：恶性纤维组织细胞瘤、平滑肌肉瘤、肉瘤样癌等。为做出正确的诊断应找到成脂细胞。免疫组织化学染色可能有助于排除其他多形性肉瘤。

四、治疗

如能保肢需做广泛肿物切除术。多形性骨内脂肪肉瘤需要术前化疗合并手术治疗[5]。

参考文献

[1] RetzL D. Primary liposarcoma of bone: report of a case and review of literature. J Bone Surg Am. 1961; 43: 123-129. https://doi.org/10.2106/00004623-1961143010-00010.

[2] Larsson SE, Lorentzon R, Boquist L. Primary liposacoma of bone. Acta Orthop Scand. 1975;46:869-76. https://doi.org/10.3109/17453677508989275.

[3] Cremer H, Koischwitz D, Tismer R. Primary osteoliposarcoma of bone. J Cancer Res Clin Oncol. 1981; 101: 203-11. https://doi.org/10.1007/BF00413314.

[4] Coindire J, Pedeutour F. Pleomorphic liposarcoma. In Fletcher CDM, Bridge JA,Hogendoorn PCW, Mertens F editors.WHO classification of bone tumors and soft tissues. Lyons: IARC; 2013, p. 42-43.

[5] Sanfilippo R, Bertulli R. High dose continous infusion ifosfamide in advanced well differentiated/dedifferentiated liposarcoma. Clin Sarcoma Res. 2014;4(1):16. https://doi.org/10.1186/2045-3329-4-16.

第 20 章　纤维结构不良
Fibrous Dysplasia

Jaime Paulos　著

摘　要

纤维结构不良是一种良性畸形病变，涉及一个或多个骨骼，其中骨骼的结构被异常的骨纤维组织所取代。它以累及单骨或多骨发病的形式出现。治疗以双磷酸盐为基础，当骨骼发生畸形时，也可以进行手术治疗。

关键词

纤维结构不良；肿瘤样骨病；纤维性骨病变；McCune-Albright 综合征

纤维结构不良通过改变作为组织和器官的骨骼结构而引起骨病变，其中骨组织被纤维囊性组织取代。骨骼畸形增粗、骨皮质变薄及脆性增加[1-3]。股骨近端骨折和"牧羊人手杖"弯曲畸形是其特征（图 20-1）。

该病病因尚不明确，但已发现相关的染色体异常，可能是人类染色体 20 q13 上 *GNAS* 基因突变。该病不是一种遗传疾病。FGF-23 的高表达可导致低磷血症。

纤维结构不良可以累及单一骨骼，即单骨型，也可以累及多处骨骼，即多骨型，主要累及颅骨、颌骨、肋骨、骨盆、股骨和胫骨。在多骨型中，病变倾向于单侧躯体。单骨型约占 80%。

多骨型纤维结构不良伴性早熟（多为女性）、皮肤斑点、如缅因州海岸线样的牛奶咖啡斑则称为 Albright 综合征或 McCune-Albright 综合征良

（占纤维结构不良病例的 20%）。

脊髓灰质炎纤维发育不良和软组织肌内黏液瘤的结合被命名为 Mazabraud 综合征。

诊断年龄在 10—30 岁。虽然遗传病变在出生时就存在，但大多数情况下，直到青春期才会出现症状。

一、临床表现

患者可能多年无症状或偶然发现该病变。该病变的进展常可引起局部肿胀和畸形，除发生病理性骨折外，患者常无疼痛或偶发疼痛。

在体重的作用下，股骨和胫骨的成骨畸形导致了骨骼的弯曲，从而引起下肢的弯曲畸形，因此下肢的畸形非常明显。

颅面骨病变会导致颅骨畸形或面部不对称，并因颅底颅腔压迫而导致产生脑神经症状。

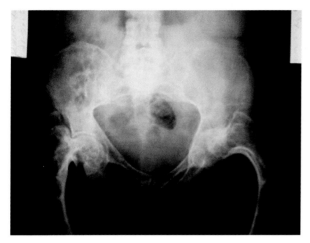

▲ 图 20-1　骨盆的纤维结构不良 X 线片示：双侧股骨"牧羊人手杖"弯曲畸形

病变的进展有时会随着骨骼生长的结束而停止，这是治疗过程中一个重要的考虑因素。

该病偶尔会发生恶变[4]。

二、影像学表现

影像学表现具有特征性：大小不一的囊变区，周围可见纤维致密骨，有时类似于"磨砂玻璃样"外观。股骨、胫骨、肋骨、上颌骨和颅面骨是易受累的骨骼（图 20-2 和图 20-3）。

颅骨上显示出明显钙化区，这解释了颅底颅神经孔闭合的原因。

三、骨扫描（⁹⁹Tc）

通过放射性同位素的过度摄取，对于检测受影响骨骼的分布非常有效。此外，它还可用于检测病变活跃程度的变化。

四、磁共振成像

在受累骨骼中呈 T_1 低信号，T_2 高信号。

五、组织学

正常骨组织转变成含有变形骨小梁的新骨组织，具有成纤维细胞的纤维组织、骨样组织和巨细胞代替正常骨髓。编织骨骨岛周围有成纤维细

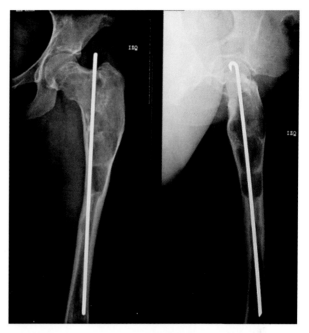

▲ 图 20-2　23 岁患者，15 岁时行手术治疗，左侧股骨 X 线片示：囊性改变，磨砂玻璃样外观，内翻畸形

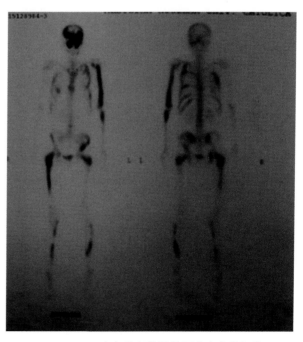

▲ 图 20-3　多部位纤维结构不良患者骨扫描

胞增殖。被断裂的发育不良骨小梁被称为"汉字符号"。另一个典型的表现是骨小梁周围缺乏成骨细胞。

六、鉴别诊断

当有软骨影像表现时则考虑为内生软骨瘤，如果是多发性病变则考虑为 Ollier 病。多发病变可能伴有神经纤维瘤病。但在这些病例中并不存在典型的纤维结构不良髓内骨改变。此外还需要与单发骨囊肿进行鉴别诊断。

如果是孤立性胫骨病变，该病需与骨性纤维结构不良或造釉细胞瘤进行鉴别诊断[12]。

七、治疗

活检有助于明确诊断。

对无症状的青春期前患者可以进行观察。对伴有疼痛、较大单腔病灶患者可行髓内固定[8]，进行单纯刮除有较高的复发率，因此必须根据病情结合结构性皮质骨移植（腓骨）或同种异体松质骨移植及髓内固定联合治疗。移植的自体骨因迅速变成纤维结构不良的骨组织而无治疗效果，因此不建议使用。

髓内翻畸形是股骨粗隆间截骨的指征[6]。

对于广泛股骨近端病变合并畸形的成人，可以采用髋关节假体置换治疗（图 20-4 和图 20-5）。

疼痛患者使用帕米膦酸二钠[5, 7, 9-11] 有很好的

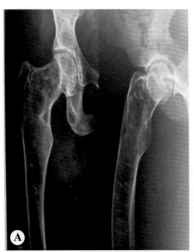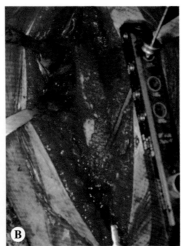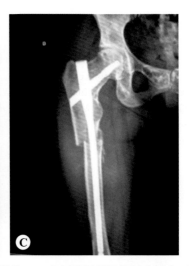

▲ 图 20-4　A.X 线片示右侧股骨纤维结构不良；B. 术中同种异体松质骨植骨；C. 右侧股骨截骨并髓内固定

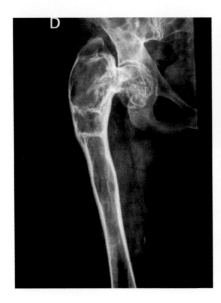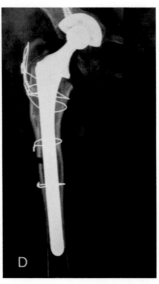

◀ 图 20-5　右侧股骨近端 X 线片
采用非骨水泥型假体柄和全孔涂层髋臼杯重建，股骨粗隆和股骨近段外侧截骨

治疗效果，剂量：0.5～1.5mg/kg，静脉注射，连用3天，每3～4个月重复1次。

放射治疗无适应证。该病远期存在继发性恶变的可能。

参考文献

[1] Pitcher JD, Weber KL. Benign fibrous and histiocytic lesions. In: Schwartz HS, editor. Orthopedic knowledge update musculoskeletal tumors. 2nd ed. Rosemont, IL: American Academy of Orthopedic Surgeons; 2007. p. 121-32.

[2] Fibrous dysplasia. In: Campanacci M, Bertoni F, Bacchini P, Enneking W, Notini S, editors. Bone and soft tissue tumors. New York: Springer-Verlag;1990. p. 391-418.

[3] Hillock R, Zuppan C. Fibrous dysplasia. Orthop Knowl. 2007; 5 (4).

[4] Ruggieri P, Sim FH, Bond JR, Unni KK. Malignancies in fibrous dysplasia. Cancer. 1994;73(5):1411-24.

[5] Chapurlat RD, Hugueny P, Delmas PD, Meunier PJ. Treatment of fibrous dysplasia of bone with intravenous pamidronate: Long-term effectiveness and evaluation of predictors of response to treatment. Bone. 2004;35(1):235-42.

[6] Guille JT, Kumar SJ, MacEwen GD. Fibrous dysplasia of the proximal part of the femur: Long-term results of curettage and bone-grafting and mechanical realignment. J Bone Joint Surg Am. 1998;80(5):648-58.

[7] Lane JM, Khan SN, O'Connor WJ, et al. Bisphosphonate therapy in fibrous dysplasia. Clin Orthop Relat Res. 2001;382:6-12.

[8] Ozaki T, Hamada M, Sugihara S, Kunisada T, Mitani S, Inoue H. Treatment outcome of osteofibrous dysplasia. J Pediatr Orthop B. 1998;7(3):199-202.

[9] Boyce AM, Chong WH, Yao J, et al. Denosumab treatment for fibrous dysplasia. J Bone Miner Res. 2012;27(7):1462-70.

[10] DiMeglio LA. Bisphosphonate therapy for fibrous dysplasia. Pediatr Endocrinol Rev. 2007;4(Suppl 4):440-5.

[11] Mansoori LS, Catel CP, Rothman MS. Bisphosphonate treatment in polyostotic fibrous dysplasia of the cranium: Case report and literature review. Endocr Pract. 2010; 16(5):851-4.

[12] Most MJ, Sim FH, Inwards CY. Osteofibrous dysplasia and adamantinoma. J Am Acad Orthop Surg. 2010; 18(6):358-366.

第 21 章　骨性纤维结构不良
Osteofibrous Dysplasia

Jaime Paulos　著

摘　要

骨性纤维结构不良是一种罕见的骨纤维异常增殖，好发于儿童和婴幼儿。胫骨是最常见的病变部位。该病需与造釉细胞瘤进行鉴别诊断。

关键词

骨纤维病变；肿瘤样骨病变

骨性纤维结构不良是一种罕见的骨纤维异常增殖，发病局限于胫骨皮质。它也被称为骨化性纤维瘤或 Kempson-Compannacci 病变[1]。与纤维结构不良的区别在于没有 *GNAS* 基因突变，而有报道其存在 7，8，12 号染色体三体。

该病好发于 10—15 岁以下儿童，病变可在成年后消退。家族性病例已有报道[2]。

一、临床表现

最常见的症状是无痛性肿胀和胫骨弯曲畸形。

二、影像学表现

该病通常表现为胫骨干前方偏心性溶骨性病变，伴胫骨弯曲畸形，无骨膜反应。该病也可以发生在腓骨。

组织学显示成纤维细胞增生，成骨细胞边缘环绕编织骨岛（与纤维结构不良不同）。

由于造釉细胞瘤和纤维结构不良均多发于胫骨，因此需要对其进行病理学鉴别诊断[3-5]。

三、造釉细胞瘤

典型造釉细胞瘤以上皮细胞为主。所谓高分化的造釉细胞瘤含有角蛋白阳性的上皮细胞簇。当活检标本量较少时鉴别诊断可能非常困难。

四、纤维结构不良

纤维结构不良是骨髓内病变，其病理显示未成熟的骨小梁边缘缺乏成骨细胞。

五、治疗

大多数患者可持续观察。若存在畸形，则需要支具治疗[6, 7]。骨发育成熟后可行矫形截骨术[8]。

参考文献

[1] Mirra JM, Picci P, Gold RH, editors. Osseous tumors of intramedullary origin, bone tumors: clinical, radio-logic and pathologic correlations. Philadelphia/London: Lea and Febiger; 1989, p. 143-438.

[2] Karol LA, Brown DS, Wise CA, Waldron M. Familial osteofibrous dysplasia: A case series. J Bone Joint Surg Am. 2005;87(10): 2297-307.

[3] Most MJ, Sim FH, Inwards CY. Osteofibrous dysplasia and adamantinoma. J Am Acad Orthop Surg. 2010;18(6):358-66.

[4] Ramanoudjame M, Guinebretière JM, Mascard E, Seringe R, Dimeglio A, Wicart P. Is there a link between osteofibrous dysplasia and adamantinoma? Orthop Traumatol Surg Res. 2011;97(8):877-80.

[5] Adamantinoma and osteofibrous dysplasia. In: Mirra JM, Picci P, Gold RH, editors. Bone tumors: clinical, radiologic and pathologic correlations. Philadelphia/London: Lea and Febiger; 1989. p. 1203-32.

[6] Moretti VM, Slotcavage RL, Crawford EA, Lackman RD, Ogilvie CM. Curettage and graft alleviates athletic-limiting pain in benign lytic bone lesions. Clin Orthop Relat Res. 2011;469(1): 283-8.

[7] Ozaki T, Hamada M, Sugihara S, Kunisada T, Mitani S, Inoue H. Treatment outcome of osteofibrous dysplasia. J Pediatr Orthop B. 1998;7(3):199-202.

[8] Campanacci M, Bertoni F, Bacchini P, Enneking W, Notini S, editors Osteofibrous Dysplasia of Long Bones Bone and Soft Tissue Tumors. New York: Springer-Verlag; 1990, p. 419-432.

第 22 章 非骨化性纤维瘤
Non Ossifying Fibroma

Jaime Paulos 著

摘 要

非骨化性纤维瘤是一种位于干骺端骨皮质下、边界清晰的良性病变，病灶体积小，好发于儿童。该病可以在青春期后自行消失。

关键词

良性骨肿瘤；非骨化性纤维瘤；骨骺软骨；干骺端纤维缺损

非骨化性纤维瘤也称为"干骺端纤维缺损"。它是一种常见于儿童的无痛良性纤维性病变，大多数是偶然发现。X 线片显示长骨干骺端（股骨远端、胫骨近端或腓骨近端）骨皮质下 1～2cm 处有一边界清晰的溶骨性病变（图 22-1）。大多数病变可自行消失，故单纯观察作为首选治疗。有些病例可出现较大病变，直径可达 7cm，并可导致病理性骨折对于较大病灶可行刮除植骨术[1]。

参考文献

[1] Gouin F, Noailles T, Waast D, Crenn V. Fibrome non ossifiante. EM Consulte Bone Tumor 13/11/18 [14-172-A]. https://doi.org/10. 1016/s1286-935x(18)41471-2.

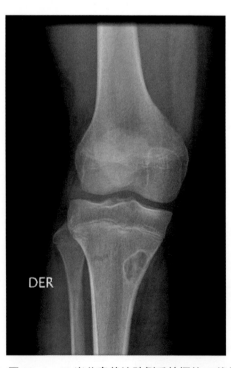

▲ 图 22-1 13 岁儿童单纯跌倒后拍摄的 X 线片

第八篇　类骨肿瘤病变

Pseudotumorals Lesions

第23章 动脉瘤样骨囊肿

Aneurysmal Bone Cyst

Pierre-Louis Docquier　Christian Delloye　著

摘　要

动脉瘤样骨囊肿是一种良性病变，多发生在长骨的干骺端、骨盆和脊柱的偏心位置。可引起疼痛和肿胀等症状，在膨胀性生长的情况下更为明显。发生于长骨中段的动脉瘤样骨囊肿常导致病理性骨折，发生于脊柱则表现为椎体的压缩性骨折。典型的 X 线片足以诊断，MRI 可用于鉴别诊断。病理活检是必要的，因为动脉瘤样骨囊肿可能继发于恶性病变，如毛细血管扩张型骨肉瘤。最为广泛接受的致病机制是静脉畸形后的反应过程。由于在原发性动脉瘤样骨囊肿中常常出现易位 t（16;17）（q22;p13），因此现在又提出了其可能是肿瘤的理论。大多数情况下，动脉瘤样骨囊肿需要进行手术治疗。由于动脉瘤样骨囊肿是一种良性疾病，因此必须避免进行放射治疗。目前有很多种有效的微创手术技术可供选择。

关键词

动脉瘤样骨囊肿；类骨肿瘤；骨囊肿；良性骨病变

动脉瘤样骨囊肿是一种类似骨肿瘤的病变，但并不是真正的肿瘤。骨囊肿就是类似情况的一个常见例子。同样的，有很多其他的骨病变，在临床、影像或病理表现上也类似于骨肿瘤。

动脉瘤样骨囊肿（aneurysmal bone cyst，ABC）并不是真正的肿瘤，而是一种类肿瘤样病变，好发于长骨的干骺端，也可发生于骨盆或脊柱。ABC 常常有不同的表现方式。

经典型 ABC：这是一种原发的骨病变，有溶骨，位于长骨干骺端，有多个空腔被隔膜隔开，腔内充满了血液和其他实性成分（图 23-1）。

ABC 常常与成骨细胞肿瘤、非骨化性纤维瘤、软骨黏液样纤维瘤、纤维组织细胞瘤或嗜酸性肉芽肿等合并出现。也可继发于恶性肿瘤，如毛细血管扩张型骨肉瘤（图 23-2）、血管肉瘤、软骨肉瘤或纤维肉瘤。

其大体病理为多个空腔和间隔，活检表现为恶性病变。

继发型 ABC：可以继发于外伤或其他原有的病变，如单纯性骨囊肿、纤维结构不良或导致甲状旁腺功能亢进的棕色瘤。也可以继发于其他良性肿瘤，通常是骨巨细胞瘤。

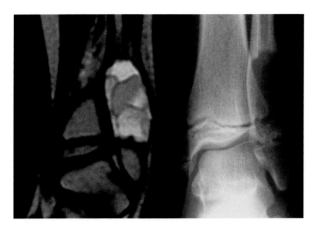

▲ 图 23-1　位于长骨干骺端的经典型 ABC，有多个空腔被间隔隔开

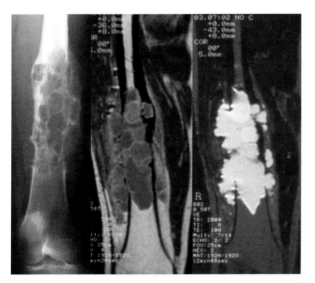

▲ 图 23-2　毛细血管扩张型骨肉瘤有类似 ABC 的影像学表现

实变型 ABC 或巨细胞吸收性肉芽肿：这类 ABC 内部结构更致密，不含空腔。

软组织 ABC：可以发生在肌肉、血管周围、锁骨或腹股沟周围，而不侵犯骨组织。影像学检查可出现类似骨化性肌炎的表现。

一、流行病学

发病率：ABC 是一种罕见病变，每年的发病率约为 1.4/100 万，ABC 占骨肿瘤的 1%。

年龄：ABC 可以发生在各个年龄段，但好发于 20 岁之前，30 岁以后罕见（图 23-3）。

二、发病部位

ABC 一般为单一病变，但也有罕见的多发性病变的报道。ABC 可累及邻近骨，在脊柱上常有这种情况出现，肿瘤由一个椎体发展到肋骨或另一椎体。最常见的发病部位是下肢的长骨，其次是上肢，最后是中轴骨和扁平骨（图 23-4）。在手和足的位置发病相当罕见，仅限于长管状骨。

三、长骨

ABC 通常发生在干骺端，偏心性生长（图

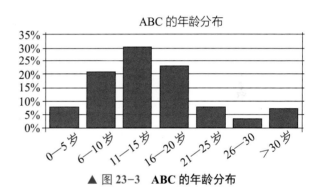

▲ 图 23-3　ABC 的年龄分布

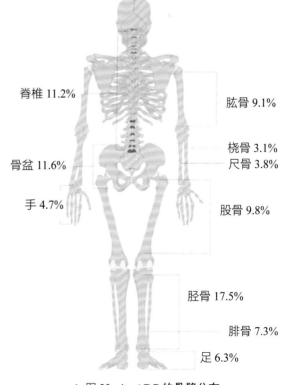

▲ 图 23-4　ABC 的骨骼分布

23-1），很少发生于骨干。ABC 不会原发于骨骺，但干骺端病变可通过进展越过骺线侵犯骨骺。

（一）脊柱

椎体 ABC 通常首发于椎体的棘突（图 23-5）。大多数情况下，它会继续发展从而侵犯椎体（71% 的病例，图 23-6）。临近的肋骨或椎体也有可能被侵犯，此时关节软骨并不能构成真正的屏障。椎体受侵犯后，骨质强度下降可继发病理性骨折。

脊柱 ABC 以腰椎最为常见，其次是胸椎和颈椎。

（二）骨盆

骨盆 ABC 非常常见（11.6%）（图 23-7），好发于闭孔环，其次也可以累及髋臼或髂骨翼。

（三）骶骨

骶骨 ABC 常常表现为同时侵及骶骨前方和后方的病变（图 23-5），可以侵犯多个骶椎，甚至可能侵犯髂骨翼和整个骨盆。

四、发病机制

关于 ABC 的发病机制，有几种不同的理论[1]。被最为广泛接受的理论认为 ABC 是继发于骨膜下出血的反应性过程。这种出血应该是继发于局部的循环异常，静脉压力增加，导致局部血管网扩张。这种静脉畸形可能是原发的或继发性的。Szendröi 等通过对 20 例 ABC 的血管造影研

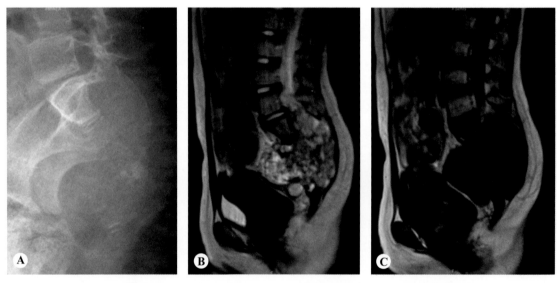

▲ 图 23-5　7 岁女性，骶骨 ABC。骶骨前后方及临近多个椎体受累

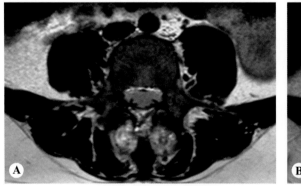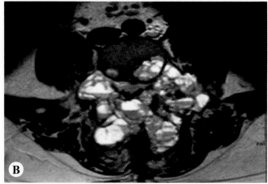

▲ 图 23-6　13 岁儿童，第 4 腰椎 ABC

A. 原发的病变局限于棘突；B. 6 个月后，病变发展累及到椎体

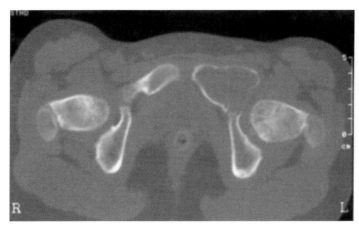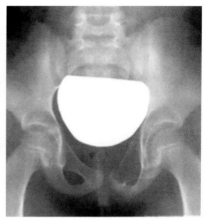

▲ 图23-7 骨盆ABC

究发现，病变内部存在静脉异常，但没有动静脉瘘。ABC应该是这种出血的反应性组织，从而激活了破骨细胞。这一理论也可以解释继发性ABC，因为一些肿瘤可能导致循环系统的紊乱，并可能包含一些组织学上与ABC相似的区域。最近的研究提出了ABC属于肿瘤的理论。Panoutsakopoulos等证明了在原发性ABC中反复被发现的染色体易位 t（16;17）（q22;p13）。其他学者证实，17p13易位是原发性ABC中常见的染色体畸变。Oliveira提出，17p13易位能使USP6致癌基因受到非常活跃的CDH11启动子的调控影响。大多数原发性ABC的发病机制应该是USP6转录的上调，相反，继发性ABC则没有这种染色体畸变。

一些学者认为ABC有遗传因素参与。DiCaprio等报道了一例父亲 T_{12} 椎体的ABC，其女儿的 L_1 脊椎也有ABC。Power等报道了一例ABC病例，是在2个单卵双胞胎中发生的，但发病部位不同。

五、临床特点

与ABC有关的主要症状是疼痛和肿胀。疼痛来自ABC对骨皮质的破坏所造成的微小损伤。肿胀源于病变的膨胀性生长。在妊娠期间有时症状会出现或加重。发生在长骨的ABC，中央性生长的病变较偏心性生长的病变更易出现病理性骨折。脊柱ABC并发病理性骨折更为常见，疼痛

可导致活动受限，并发脊柱侧弯或畸形，45%的病例会出现神经功能损害。

六、影像学表现

标准X线片。ABC在不同发展时期会有不同的影像学表现[2]（图23-8）。

最初的溶骨期：出现一个局限的溶骨性的区域，通常位于骨膜下。

活跃扩张期：ABC的典型阶段，进入了一个活跃的扩张发展阶段（图23-9）。在这个阶段，ABC很难与恶性病变相区别。骨膜反应可以表现为Codman三角，但周围没有明显的边界或外壳，且与周围软组织之间的界限不清晰。

稳定期：出现周边的骨壳及内部的间隔，给人一种"肥皂泡"样的感觉。骨膜已经产生了骨质，与周围组织边界清晰。干骺端会出现清晰的Codman三角。

愈合期：ABC逐渐骨化，骨质密度增加，形态不规则。周围的骨壳和间隔扩大，其边界更加清晰。ABC开始进入稳定期，Enneking I 期，通常不会再继续进展。

ABC通常在扩张期或稳定期（Enneking II 期或 III 期）被发现，在治疗后获得痊愈，但也有自发痊愈的报道。

（一）ABC的放射学分类

1985年，Capanna等提出了一种有临床价值

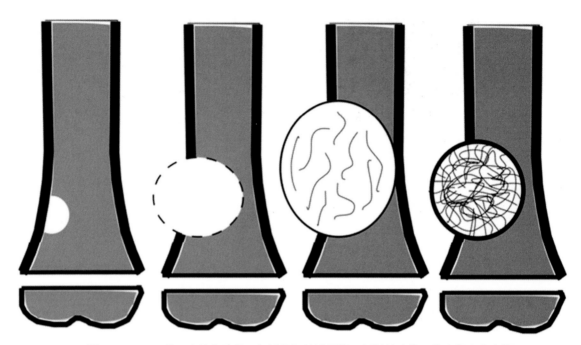

▲ 图 23-8　ABC 的 4 个演化阶段，包括最初的溶骨期、活跃扩张期、稳定期和愈合期

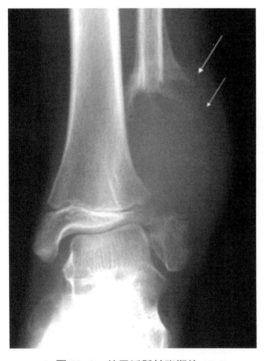

▲ 图 23-9　处于活跃扩张期的 ABC

骨膜被掀起至软组织，但尚未骨化，Codman 三角出现在骨干一侧。在这个阶段，ABC 看起来类似恶性肿瘤

的 ABC 的分型方法。

Ⅰ型：中央性生长，无膨胀，位于干骺端。

Ⅱ型：中央性生长，病变达整个髓腔宽度，有膨胀。好发于小直径长骨（腓骨、桡骨、尺骨）的干骺端，也可发生于扁平骨上。

Ⅲ型：骨内偏心性 ABC，好发于干骺端。

Ⅳ型：骨膜下 ABC，侵犯骨外，通常位于骨干。

Ⅴ型：同时侵犯骨膜下、骨内和骨外组织，好发于干骺端。

ABC 合并病理性骨折时需要与单纯性骨囊肿相鉴别，前者不会出现"骨片陷落征"。

（二）血管造影

该影像学研究显示，病变内通常是静脉畸形，对比剂在病灶内持续存在。没有观察到动脉畸形或动静脉瘘。血管造影通常为治疗或术前栓塞而进行，不用于常规诊断。

（三）CT

CT 扫描中可以看到液液平面，这是由于血液中液体与细胞沉淀分层导致的。CT 可显示膨胀性生长的边界及骨皮质破坏的程度。

（四）磁共振成像

液体成分显示为 T_2 高信号和 T_1 低信号。T_2 加权像能显示液液平面。T_1 加权像能更好地显示骨质边界。66%～84% 的病例存在液液平面，但液液平面的存在不是 ABC 的特异性表现。液液平面是由于不同密度液体的存在所导致的。血液中细胞成分的密度比血浆重，所以血浆构成了上层，细胞成分构成了下层。这些分层方向会随着患者体位的改变而改变。

其他病变，如纤维结构不良、单纯性骨囊肿、恶性纤维组织细胞瘤、骨肉瘤等也可能会出现液液平面。

ABC 早期阶段不会出现液液平面，其主要存在于扩张期或稳定期。空腔内出现间隔后，100% 的病例会出现液液平面。

（五）骨扫描

骨扫描显示 ABC 边缘呈高浓聚，中心区域呈正常浓聚或无浓聚。

七、鉴别诊断

ABC 须与其他干骺端病变相鉴别。

（一）单纯性骨囊肿

单纯性骨囊肿多为中心性病变 [3]。它主要累及肱骨近端或股骨近端。除了骨折或微骨折发生的情况外，其内由血清填充，没有血液细胞成分，因此液液平面比较罕见。除合并病理性骨折外，一般无骨膜反应。骨骺线一般不受累。其演变发展较慢。膨胀性生长的情况比较少见，但在多次骨折后有可能出现，而且常伴有囊内修复性的异常结构或增生。

（二）嗜酸性肉芽肿

孤立的嗜酸性肉芽肿易与 ABC 混淆。它的边界常常是不规则和模糊的。也可表现为多发的溶骨性病灶（朗格汉斯细胞组织细胞增生症）。

（三）非骨化性纤维瘤

非骨化性纤维瘤或纤维骨皮质缺损是最常见的良性病变。是一种始于骨皮质的病变。周围有硬化，内部呈分叶状，易于诊断。

（四）纤维结构不良

易与 ABC 混淆。边界常模糊不清，其内遍布粗细不等的骨小梁，因此呈多房性的"磨玻璃"样改变。MRI T_1 加权像和 T_2 加权像均为低信号

改变，据此可与 ABC 相鉴别。

（五）软骨黏液样纤维瘤

同样好发于干骺端，亦好发于同一年龄阶段。偏心性生长，边界清晰，呈分叶状。磁共振成像显示没有液液平面，内部也没有间隔。

（六）骨巨细胞瘤

骨巨细胞瘤在骺线闭合前的青少年中少见，多见于成年人。好发于骨端，可突破闭合的骺线。

（七）毛细血管扩张型骨肉瘤

放射学特征与 ABC 非常相似 [4]。液液平面和分隔均常见。因为较难区分，必须进行活检以鉴别。

八、病理

（一）大体病理

动脉瘤样骨囊肿（aneurysmal bone cyst，ABC）通常被覆完整骨膜，未侵及软组织。切开肿物可见出血，可能为静脉血，且出血会持续至手术结束。切面可见厚隔膜围成的海绵状腔隙，腔内充满血性液体，有时可见血凝块。但在实体型中只可见软组织。

（二）组织病理

ABC 中存在 3 种主要成分（图 23-10）[2]。

（三）细胞成分

细胞成分包括基质细胞和巨细胞。巨细胞因含有数个细胞核易被发现；而基质细胞只有一个圆形或椭圆形的细胞核，细胞间基质很少或没有。

（四）纤维成分

纤维成分由成纤维细胞和胶原蛋白组成。成纤维细胞纤长，由卵圆形的细胞核和纺锤形的细胞质组成，嵌入胶原蛋白构成的细胞外基质中。偶见由大量粗大的胶原纤维组成的密集胶原蛋白。

（五）骨质成分

骨质成分由成骨细胞和其生成的有机骨基质组成。

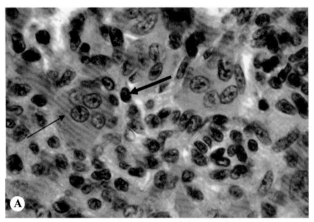
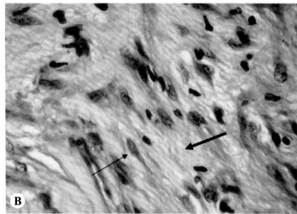
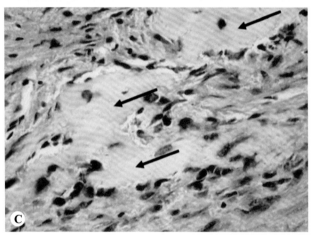

▲ 图 23-10　ABC 的 3 种组织学成分

A. 为细胞成分：基质细胞（细箭）和巨细胞（粗箭）；B. 为纤维成分：成纤维细胞（细箭）和胶原蛋白（粗箭）；C. 为骨质成分：骨组织（箭）和成骨细胞

• 免疫组化：CD68 是一种与低密度脂蛋白结合的糖蛋白，且只表达于巨噬细胞。商品化的抗CD68 抗体可用于检测巨噬细胞（巨细胞和基质细胞）。增殖细胞核抗原（PCNA）是一种在细胞周期的 DNA 合成阶段表达于细胞核的抗原。商品化的抗 PCNA 抗体可用于检测增殖细胞。

九、自然病程

（一）自发愈合

有自发愈合的文献病例报道。这些病例最常发生在成人的骨盆位置。也有学者描述了其活检后出现愈合的病例（图 23-11）。

（二）骨折风险

与单纯性骨囊肿相比，长骨 ABC 的骨折风险较小。可能导致骨折的是中央型 ABC。在椎体病变中可以表现为压缩性骨折。

（三）恶变

有学者报道了 ABC 恶变的病例[5]。Brindley等报道了两例 ABC 病例，分别为刮除术后 5 年和 12 年，最终恶变为毛细血管扩张型骨肉瘤和其他骨肉瘤。Kyriakos 等报道了一例 ABC 经多次刮除术后转变为骨肉瘤的病例。Anract 等报道了一例治疗后的 ABC 恶变为毛细血管扩张型骨肉瘤的病例。

也有学者描述了一例骨盆 ABC 合并肺、肝和肾转移的病例。

（四）对发育的影响

ABC 可能会影响儿童骨骼的发育。当 ABC

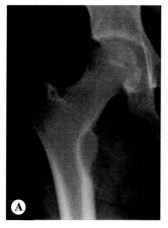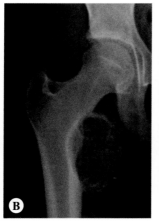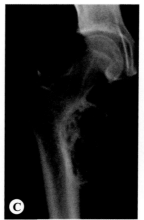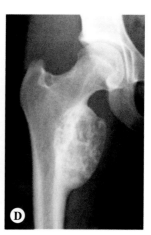

▲ 图 23-11　ABC 的演变

临近生长板时（骨骺下 ABC），可能会侵犯生长板（23% 的病例）。有 60% 的侵犯骨骺的病例会出现过早的骨骺线闭合，并伴有双下肢不等长或畸形。

（五）治疗方法

必须牢记 ABC 是一种良性病变。为了避免与恶性肿瘤相混淆，必须进行活检。

（六）放射治疗

放疗已被证实是治疗 ABC 的有效方法，但可能会出现许多并发症，其中最严重的是诱发肉瘤的风险。据报道，肉瘤变会在放疗后 2～28 年出现。其他并发症包括椎体骨折、神经系统损伤、生长板破坏、性腺损伤和股骨头坏死等。

放疗只适用于手术非常困难的特殊情况下。

（七）选择性栓塞治疗

栓塞可作为单一治疗，也可作为术前治疗以减少术中出血。

栓塞作为一种独特的治疗方法，已报道有涉及颈椎、胸椎或骶骨的 ABC 治疗后痊愈的病例[11]。De Cristofaro 等报道了 19 个病例中的 17 个（89%）获得了痊愈。栓塞治疗必须重复多次进行（2～4 次）。主要的风险是重要动脉的栓塞导致内脏或神经结构（如脊髓）缺血。手术需在麻醉下进行，如果没有明确的病灶供血动脉则无法进行栓塞。

（八）Ethibloc® 注射液

Ethibloc 是一种由玉米蛋白、酒精、木薯油、丙二醇和造影剂组成的乳剂，它能诱发 ABC 的萎缩和继发性骨化。需要在透视或 CT 引导下注射进入病灶。George 等为 33 名患者进行此治疗，其中 58% 的患者获得了完全治愈，35.5% 的患者获得了部分治愈[6]。注射后会发生炎症反应，出现疼痛、发热等症状。Ethibloc 的主要风险是如果注射进入髓内则可能出现多发性肺栓塞。Topouchian 等在他的系列报道中提到了很高的并发症发生率：严重的肺栓塞（7%），需要手术清创和刮除的早期无菌性脓肿（27%），一过性炎症反应伴有发热（33%）。有学者描述了一例在向颈椎病灶注射 Ethibloc 后发生的致命性椎 – 基底动脉栓塞。在 Mascard 和 Adams-baum 看来，如果遵守预防措施，Ethibloc 注射是一种安全、有效和非开放性的 ABC 治疗方式。如果血管造影显示病变有静脉回流，则不能使用 Ethibloc 进行治疗。注射过程必须缓慢且不能完全充盈空腔，同时必须给予预防性的解热治疗。考虑到可能出现的并发症，许多中心已经放弃了这种技术。

（九）酒精

Ethibloc 的另一个替代品是无水酒精，其具有良好的硫化物特性，且价廉易得。可以使用 95% 或 100% 浓度的酒精。它的作用机制是破坏血管内皮，并使血液中的蛋白质变性，从而导致血栓形成。注射是在全身麻醉下经皮穿刺进行的，根据囊腔的大小，用 2～3 根 18 号或 19 号针头进行穿刺。在不过度增加压力的情况下，通过每个针头注入 5～10ml 的酒精进行硬化治疗。其结果似乎与 Ethibloc 相当，但没有局部炎症反应发生。

（十）冷冻疗法

冷冻治疗可以单独使用或作为辅助治疗手段进行，以降低复发率。手术过程包括刮除病灶，然后通过将液氮注入囊腔进行一次或多次的冷冻 – 解冻操作。也可以使用仪器产生液氮喷雾进行灭活。腔内温度低于 –50℃，被认为对残留肿瘤细胞是致命的。术后并发症包括病理性骨折或软组织愈合不良。

（十一）手术刮除

在文献回顾中，Schreuder 等报道了手术治疗后的复发率（所有复发都发生在术后两年内）。

- 刮除并放疗为 14.2%。
- 刮除并植骨术为 30.8%。
- 刮除并冷冻疗法为 12.8%。
- 边缘切除后为 7.4%。
- 广泛切除后为 0%。
- 单纯放疗为 11.4%。

是否只有大范围的切除才能保证痊愈而不复

发，但代价为何呢？为了避免过于激进的手术，目前有许多微创技术可供选择 [6-9]。

（十二）经皮注射治疗

注射物质为混合自体骨髓的脱钙骨基质（图 23-12）。这种治疗方法很有临床价值，而且无创。骨基质必须经过脱钙处理才能获得诱导能力。抽吸的自体髂骨骨髓含有成骨细胞。Muschler 等建议在同一穿刺部位抽取不超过 2ml 的骨髓，以最大限度地增加成骨细胞的数量，且能避免被外周血污染。骨髓的成骨能力通过与脱钙骨基质的混合而得到提高（协同效应）。脱钙骨基质的颗粒要足够小，以便能够用普通注射器注射，而不需要任何其他手术通道。

（十三）降钙素和甲泼尼龙

已有许多经皮注射降钙素和甲泼尼龙后愈合的病例报道。降钙素可作为一种破骨细胞抑制药，而皮质激素的作用是抑制血管生成。Szendroi 等建议在乏血运的 ABC 病灶中单独注射降钙素。他们的报道结果为 7 个病例中 6 个获得了痊愈。

（十四）硫酸钙

Clayer 公司使用了一种可注射的硫酸钙水泥，

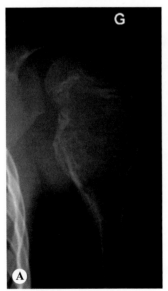
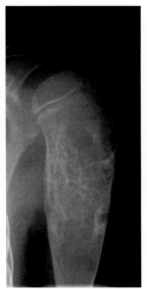
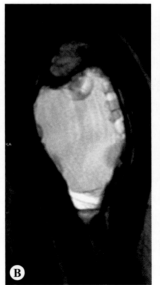
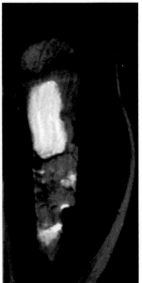

▲ 图 23–12　经皮注射混合有骨髓的脱钙骨基质

A. 7 岁男孩的肱骨近端巨大 ABC，局部可见肿胀，患儿有疼痛感；B. 经皮注射脱钙骨基质与骨髓的混合物 2 年后肿胀已经消失，患儿没有症状，ABC 已经进入潜伏期，只有小囊腔持续存在

这种硫酸钙水泥在 8 周内可被完全吸收。最初的反应是产生骨质外壳，然后是腔内的逐渐骨化。在治疗的 15 例患者中有 2 例患者复发。

（十五）Polidocanol 注射液的硬化治疗

可在透视下使用 3% 的 Polidocanol 注射液进行经皮注射。在 Rastogi 的系列报道中注射的平均次数为 3 次。这种技术可用于手术无法进入部位的治疗 [10]。

十、治疗后复发的因素

许多因素均可能与治疗后的较高复发率有关。

（一）年轻患者

年龄小于 15 岁的生长板未闭合的患者复发率较高。然而，Cottalorda 等在一项回顾性研究中发现，5 岁以下儿童的复发率并没有增加。

（二）男性

男性患者可能更易复发。

（三）位置

中心性病灶容易复发（Capanna Ⅰ型和Ⅱ型）。

（四）分期

侵袭期（Enneking3 期）或活动期 ABC（Enneking2 期）在治疗后可能复发，而静止期 ABC（Enneking1 期）则不会复发。

十一、组织学

有丝分裂指数≥ 7 与较高的复发率相关（图 23-13）。

细胞成分是预后不良的一个因素，而骨质和纤维成分是预后良好的因素。愈合指数可以通过

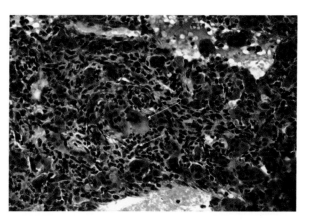

▲ 图 23-13　预后因素：ABC 治疗后容易复发的典型图片
主要是细胞成分的复合体——巨细胞和基质细胞（白箭），骨组织和软骨组织很少

组织形态学计算出来。它相当于骨质（O）和纤维（F）成分的增加除以细胞成分（C）。如果（O+F）/C 的比例≥1∶2，则 ABC 容易痊愈 [2]。

丰富的 CD68（巨噬细胞标志物）免疫染色是预后不良的一个因素。

小结

动脉瘤样骨囊肿是一种良性病变，常见于青少年儿童。常见的症状是疼痛和肿胀。标准的 X 线片可诊断，磁共振成像在鉴别诊断中更有意义。必须进行活检，因为动脉瘤样骨囊肿可能继发于其他恶性病变（如骨肉瘤）。有活检后自发愈合的病例报道，但很罕见。大多数病例需要手术治疗。由于 ABC 是一种良性病变，因此必须尽量避免侵入性治疗和放射治疗。目前有许多微创治疗方法可供选择。

参考文献

[1] Cottalorda J, Bourelle S. Modern concepts of primary aneurysmal bone cyst. Arch Orthop Trauma Surg. 2007;127(2):105-14.

[2] Docquier PL, Delloye C, Galant C. Histology can be predictive of the clinical course of a primary aneurysmal bone cyst. Arch Orthop Trauma Surg. 2010;130(4):481-7.

[3] Capanna R, Campanacci DA, Manfrini M. Unicameral and aneurysmal bone cysts. Orthop Clin North Am. 1996;27(3):605-14.

[4] Murphey MD, wan Jaovisidha S, Temple HT, Gannon FH, Jelinek JS, Malawer MM. Telangiectasic osteosarcoma: radiologic-pathologic comparison. Radiology. 2003;

229(2):545-553.

[5] Van de Luijtgaarden AC, Veth RP, Slootweg PJ, et al. Metastatic potential of an aneurysmal bone cyst. Virchows Arch. 2009;455 (5):455-9.

[6] George HL, Unnikrishnan PN, Garg NK, Sampath JS, Bass A, Bruce CE. Long-term follow-up of Ethibloc injection in aneurysmal bone cysts. J Pediatr Orthop B. 2009;18(6):375-80.

[7] Gibbs CP Jr, Hefele MC, Peabody TD, Montag AG, Aithal V, Simon MA. Aneurysmal bone cyst of the extremities: Factors related to local recurrence after curettage with a high-speed burr. J Bone Joint Surg Am. 1999;81(12):1671-8.

[8] Basarir K, Piskin A, Gulu B, Yildiz Y, Saglik Y. Aneurysmal bone cyst recurrence in children: a review of 56 patients. J Pediatr Orthop 2007; 27(8):938-943.

[9] Steffner RJ, Liao C, Stacy G, et al. Factors associated with recurrence of primary aneurysmal bone cysts: Is argon beam coagulation an effective adjuvant treatment? J Bone Joint Surg Am. 2011;93(21):e1221-9.

[10] Varshney MK, Rastogi S, Khan SA, Trikha V. Is sclerotherapy better than intralesional excision for treating aneurysmal bone cysts? Clin Orthop Relat Res. 2010; 468(6): 1649-59.

[11] Rossi G, Rimondi E, Bartalena T, et al. Selective arterial embolization of 36 aneurysmal bone cysts of the skeleton with N-2 butyl cyanoacrylate. Skeletal Radiol. 2010; 39(2): 161-7.

第 24 章　单房性骨囊肿
Unicameral Bone Cyst

Dominique G. Poitout　著

摘　要

单房性骨囊肿是一种良性骨病变，也称为单纯骨囊肿，好发于长骨的干骺端。20 岁之前好发，患者常常在发生病理性骨折后就医。

关键词

骨囊肿；良性病变；假性肿瘤；病理性骨折

单房性骨囊肿是一种骨内囊肿，也称为"单纯骨囊肿"。囊肿是一个由膜包围的空腔，其被认为是一种生长性萎缩症，大多数是在 20 岁前（2—20 岁）被发现[1, 2]，男性多发。其发病原因不明：一些学者认为它们可能是继发于外伤，而另一些学者则支持一种基于"酶"的机制[3-5]。大多数患者无症状或首发于与病理性骨折有关的疼痛（80% 的病例）。最常见的发病部位是股骨和肱骨的近端（80% 的病例）。体检时 X 线检查可偶然发现，或偶发于疼痛性的肿块，生化检查往往正常。

X 线检查：孤立性椭圆形的溶骨区，中央型，边界较清晰，毗邻生长板，内部有骨嵴，相邻骨皮质变薄，有时出现病理性骨折，但通常为非移位性骨折（图 24-1）。

没有骨膜反应。其近端可以与骨骺相连，但不过骨骺。在复发的病例中可以观察到呈多房性改变。有时，病变远端呈杯状改变。

一、演变

单房性骨囊肿是一种局部良性病变，复发率较高。

单房性骨囊肿在骨内纵向生长，生长过程中从干骺端向骨干方向迁移（图 24-2）。

股骨大转子部位的骨囊肿被称为"活动性囊肿"，因为其可以通过股骨颈向骨端生长，当迁移到骨干时则被称为"非活动性囊肿"。单房性骨囊肿也可见于骨干部位[6]。在股骨颈中，可以发生在股骨大转子的生长板、股骨骨骺或小转子的远端。发生于跟骨或手指部位的骨囊肿较为罕见[7]（图 24-3）。

单房性骨囊肿需与动脉瘤样骨囊肿、纤维结构不良、巨细胞瘤（大多数是在较高的年龄范围内）和软骨黏液样纤维瘤鉴别（图 24-4）。

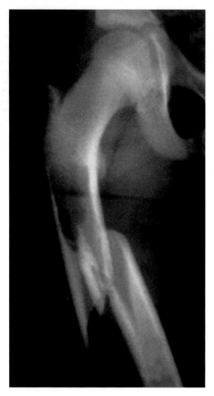

▲ 图 24-1 股骨骨囊肿合并病理性骨折

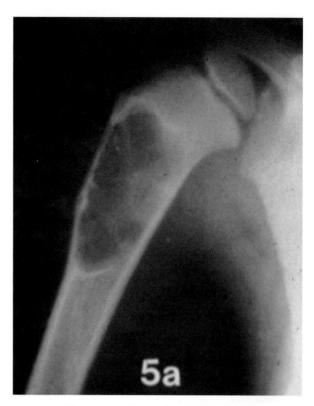

▲ 图 24-2 男性，5 岁，肱骨近端骨囊肿

依据特征性的影像学检查通常不难诊断，因此通常无须活检。但如果因特殊原因需要手术，则建议进行活检。

二、病理学

大体表现：囊腔壁薄，内含淡黄清亮血性液体。腔内壁可见由巨细胞组成的薄膜，囊腔远端为质硬骨质。

三、治疗

单纯性骨囊肿出现骨折后可以愈合。Imhausser 教授通过截骨手术并交叉克氏针固定，效果良好（图 24-5）。

其他治疗方法如下。

• 糖皮质激素的局部注射。对于治疗肱骨骨囊肿效果良好。建议将囊液穿刺引流后注射 40～80mg 醋酸甲泼尼龙。

• 刮除并松质骨填充 [6, 8, 9]（图 24-6）。

• 治疗或预防骨折（对股骨颈非常重要）。在

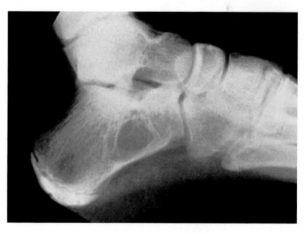

▲ 图 24-3 跟骨骨囊肿

这种情况下，应进行刮除植骨并内固定术，术中应注意对骨骺的影响 [10]（图 24-7）。

四、演变

单房性骨囊肿很难完全消除或修复，影像学检查往往会发现一些小范围的残留。单房性骨囊肿可以持续缓慢生长，导致骨的脆性增加，从而

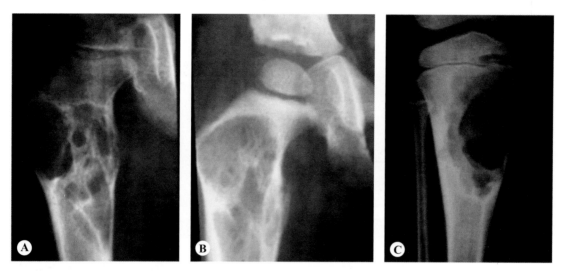

▲ 图 24-4 鉴别诊断

A. 多房性骨囊肿；B. 动脉瘤样骨囊肿；C. 软骨黏液样纤维瘤

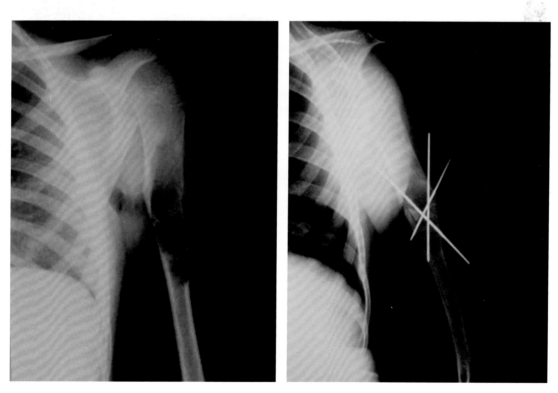

▲ 图 24-5 Imhausser 治疗技术

增加病理性骨折风险。单房性骨囊肿常常是稳定性骨折[11]，但是可以继发畸形（髋内翻）、活动受限甚至恶变。

治疗后也有一定的复发率，因此影像学随诊需要持续到成年。

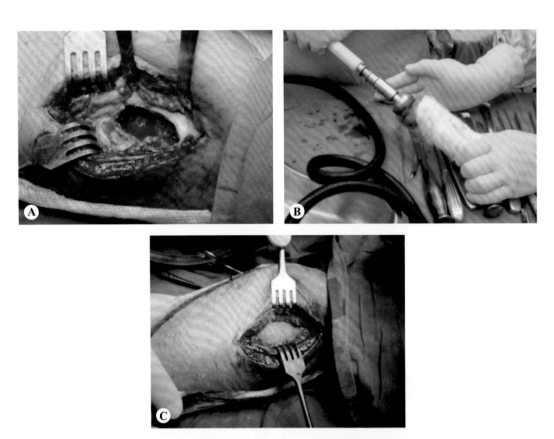

▲ 图 24-6　单房性骨囊肿的手术治疗，刮除并行异体股骨头松质骨移植
A. 刮除病灶；B. 股骨的同种异体骨移植；C. 同种异体骨填充骨缺损

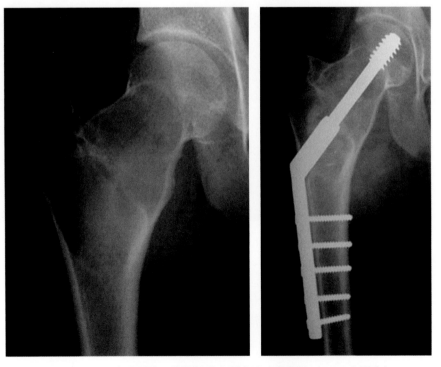

▲ 图 24-7　病灶刮除、骨移植并内固定治疗骨囊肿（DHS 内固定）

参考文献

[1] Capanna R, Campanacci DA, Manfrini M. Unicameral and aneurysmal bone cysts. Orthop Clin North Am. 1996; 27(3):605-14.

[2] Kaelin AJ, MacEwen GD. Unicameral bone cysts. Int Orthop. 1989;13(4):275-82.

[3] Harnet JC, Lombardi T, Klewansky P, Rieger J, Tempe MH, Clavert JM. Solitary bone cyst of the jaws: a review of the etiopathogenic hypotheses. J Oral Maxill ofac Surg. 2008;66 (11):2345-8.

[4] Komiya S, Kawabata R, Zenmyo M, Hashimoto S, Inoue A. Increased concentrations of nitrate and nitrite in the cyst fluid suggesting increased nitric oxide synthesis in solitary bone cysts. J Orthop Res. 2000;18(2):281-8.

[5] Pretell-Mazzini J, Murphy RF, Kushare I, Dormans JP. Unicameral bone cysts: general characteristics and management controversies. J Am Acad Orthop Surg. 2014; 22(5): 295-303.

[6] Pedzisz P, Zgoda M, Kocon H, Benke G, Górecki A. Treatment of solitary bone cysts with allogenic bone graft and platelet-rich plasma: a preliminary report. Acta Orthop Belg. 2010;76(3):374-9.

[7] Symeonides PP, Economou CJ, Papadimitriou J. Solitary bone cyst of the calcaneus. Int Surg. 1977;62(1):24-6.

[8] Hou HY, Wu K, Wang CT, Chang SM, Lin WH, Yang R Sen. Treatment of unicameral bone cyst: Surgical technique. J Bone Jt Surg Ser A. 2011; 93 (Suppl. 1): 92-99.

[9] Pogoda P, Priemel M, Linhart W, et al. Clinical relevance of calcaneal bone cysts: a study of 50 cysts in 47 patients. Clin Orthop Relat Res. 2004;424:202-10.

[10] Sung AD, Anderson ME, Zurakowski D, Hornicek FJ, Gebhardt MC. Unicameral bone cyst: A retrospective study of three surgical treatments. Clin Orthop Relat Res. 2008;466(10):2519-26.

[11] Urakawa H, Tsukushi S, Hosono K, Sugiura H, Yamada K, Yamada Y, et al. Clinical factors affecting pathological fracture and healing of unicameral bone cysts. BMC Musculoskelet Disord. 2014;15(1):1-9.

第25章 朗格汉斯细胞组织细胞增生症

Langerhans Cell Histiocytosis

Pedro Valdivia Cristián Carrasco 著

摘 要

朗格汉斯细胞组织细胞增生症被认为是一种肿瘤性疾病，其病变范围很广，好发于骨和皮肤，可以发生在任何年龄段从新生儿到80岁。目前，其被认为是来源于骨髓的肿瘤。治疗策略的制订基于疾病的程度和位置。癌症治疗模式对于改善朗格汉斯细胞组织细胞增生症患者的治疗效果至关重要

关键词

朗格汉斯细胞；髓系肿瘤；癌症治疗

一、定义

朗格汉斯细胞组织细胞增生症是一种病理性的朗格汉斯细胞的克隆性增生[1-7]。这是一种骨髓增生性疾病，其特点是病理树突状细胞CD207+构成的病变，伴有炎症浸润。这是一种病因不明的血液病，有多种临床表现，以肉芽肿性病变为特征，由CD207+的克隆性病理组织细胞组成[8]。

嗜酸性肉芽肿和组织细胞增多症这两个词被作为同义词使用，但是，目前世界卫生组织使用的名称是朗格汉斯细胞组织细胞增多症[6,7,9]。

它有3种临床变异形式。

(1) 嗜酸性、单发性或多发性肉芽肿。通常是单一的和可治愈的病变（81%）。

(2) Hand-Schuller-Christian 病。以颅骨溶骨性病变、眼球突出和尿崩症为特征。

(3) Letterer-Siwe 病。这种病表现为播散性病变，伴有多系统损害，可导致年幼的婴儿迅速死亡。

该病可发生于任何骨骼，但多见于颅骨、股骨和骨盆。

朗格汉斯细胞组织细胞增生症可发生于从新生儿到80岁的任何年龄阶段，但30岁以前更常见（高达80%）。好发于男性患者，男女比例为2：1。

朗格汉斯细胞组织细胞增生症和骨髓增生异常综合征有一些共同的特征，加之存在其他恶性病变的特征，以及这种细胞是克隆性增生病变的证据，最终支持这种疾病为肿瘤性病变的理论。

BRAF-V600E 仍然是朗格汉斯细胞组织细胞增生症中唯一报道的复发性突变 [3-5]。一个非常重要的发现是，由于髓系前体的体细胞突变，激活的有丝分裂蛋白激酶（MAPK）的异常激活途径被确定为朗格汉斯细胞组织细胞增生症发生的基本机制 [2, 10]。这不仅有利于明确朗格汉斯细胞组织细胞增生症的肿瘤发病机制，而且还为治疗该疾病的药物选择打开了大门。

这种疾病的潜在症状范围很广，而且与儿童和成人的其他常见病症相重叠，这给鉴别诊断带来了重要的挑战。症状范围从单一器官的自限性病变到广泛性多器官病变，死亡率在 10%～20%。

骨骼病变（75%）和皮肤病变（34%），是最常见的病变。骨质病变好发于颅骨，但任何骨骼都可以单独或以多种形式受累。表现为不规则的溶骨性病变，伴有或不伴有骨膜反应，可伴有软组织肿块。其与外伤性病变易混淆，有或无局部疼痛。皮损的外观变化很大，与其他常见疾病的皮损相似，头皮上的干燥鳞屑外观可与脂溢性皮炎相似。发生于腋窝或腹股沟的病变可出现红斑性皮疹，需要与白念珠菌性皮炎相鉴别。弥漫性病变也可表现为胸部、背部和四肢的红色或紫色丘疹。外耳道皮肤的损害可与耳道炎相混淆。

该病可以损害黏膜。口腔内的牙龈病变可以深达下颌骨，表现为"浮牙"。肠道受累可表现为慢性腹泻、低白蛋白血症、体重减轻等。

二、受累器官

严重的特征性表现为脾、肝或骨髓的弥漫性或局灶性浸润，在 2 岁以下的患者中更常见。这些患者被认为是高危人群，因为他们的临床表现更严重，死亡风险更高。肝脏受累表现为肝脏肿大、转氨酶升高、高胆红素血症或低蛋白血症。骨髓活检显示细胞减少，缺乏分化的 CD207+ 组织细胞。

肺部受累也可能出现胸膜炎、呼吸急促和自发性气胸。在高分辨率 CT 检查中，胸腔和肺部显示出结节状的囊腔。

高危患者的淋巴结常受累，但淋巴浸润本身并不增加临床风险。

中枢神经系统受累可表现为出现肿块、尿崩症（10%～50%），或出现进行性神经退行性症状。MRI 可显示垂体干的增厚。大脑其他部位的朗格汉斯细胞组织细胞增生症可产生长期症状，如震颤、共济失调、语言障碍、吞咽困难、行为改变和学习障碍。即使是低风险疾病的患者，其后遗症也可能是永久性的。尿崩症患者有可能出现前脑垂体的永久性功能障碍，导致生长激素缺乏。

与朗格汉斯细胞组织细胞增生症有关的骨科并发症包括椎体塌陷或"扁平椎"、脊柱侧弯、面部不对称和肢体不对称。

此病还会导致斜视、"浮牙"、Scle-rosing 胆管炎或肝衰竭及肺纤维化 [11]。

三、影像学

颅骨病变多见于 20 岁以下的患者，而肋骨和下颌骨的单发病变多见于 20 岁以上的患者。长骨病变多见于股骨和肱骨，扁平骨多见于骨盆（图 25-1），也可见于脊椎骨。

在多发病变中，颅骨和股骨最常受累，因此，当发现其中一块骨骼有病变时，有必要对这两块骨骼进行 X 线检查。此外，几乎全身所有骨骼均可能受累。最常见的 X 线检查表现是边界不规则、"穿凿样"的溶骨性病变。颅骨的病变大小不一，多发且可融合，边缘呈锯齿状，Letter-Siwe 病可表现为病变较小且广泛累及整个颅骨。由于内外两侧骨板的破坏程度不同，也可以表现为孔中孔的外观。下颌骨的病变位于牙槽嵴，从而对牙齿的包裹不足，因此表现为"浮牙"（图 25-2）

长骨 X 线片显示圆形、髓内和干骺端溶骨性病变，皮质骨受到侵蚀，有轻微隆起和洋葱皮样反应，类似尤因肉瘤或骨髓炎。脊柱病变表现为椎体部分或完全塌陷，残留一个扁平的椎间盘，1925 年 Calvè 将其描述为"扁平椎"，1954 年

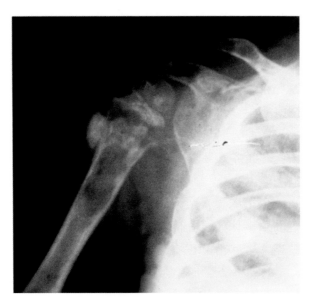

▲ 图 25-1 29 月龄，男性患儿，右肱骨 X 线正位片

广泛的溶骨性、骨干骺端的病变，皮质骨变薄，远侧端部分修复表现

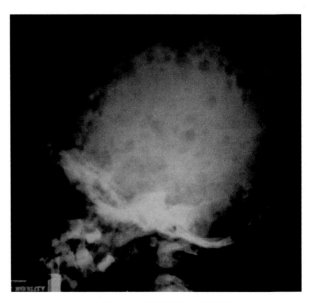

▲ 图 25-2 颅骨的 X 线侧位片

多个大小不一的圆形溶骨性病变，部分出现融合；下颌骨广泛受累，有牙齿受累，出现"浮牙"

Compere 将其命名为嗜酸性肉芽肿（图 25-3）。

四、病理学

朗格汉斯细胞组织细胞增生症根据新的分类"易误诊的髓样树突状细胞前体"，目前被认为是一种髓系肿瘤，起源于骨髓的树突状细胞前体。

无论本病的临床表现如何，其组织病理学特征都是相似的。本病的诊断基于对朗格汉斯细胞的识别，此细胞长 15～25μm，胞质透亮或嗜酸，边界不规则，胞核凹陷或褶皱，核仁小或无，染色质细。细胞呈巢状和（或）堆状分布，伴有数量不等的嗜酸性粒细胞（可见夏－莱氏晶体），小淋巴细胞常围绕在朗格汉斯细胞周围，而浆细胞的出现并不是本病的特征。此外，在坏死或骨折相关的病例中，可见较丰富的多形核的中性粒细胞和巨噬细胞（图 25-4）。

朗格汉斯细胞可通过超微结构或免疫表型进行确认。第一种方法是基于对正常上皮中朗格汉斯细胞和朗格汉斯细胞病细胞胞质中呈网球拍样结构的 Birbeck 颗粒的识别。Birbeck 颗粒是朗格汉斯细胞积聚形成的细胞膜向内形成的循环内体

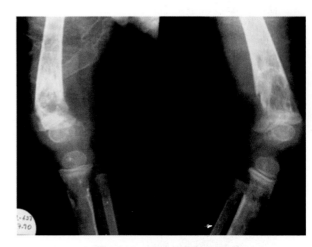

▲ 图 25-3 双膝关节的 X 线片

双侧股骨、胫骨的骨干及干骺端的广泛溶骨性病变，髓内和皮质骨受累；没有骨膜反应或软组织受累表现

的一部分。而免疫表型的确认是基于朗格汉斯细胞 CD1a 表达于细胞膜，CD207 表达于细胞膜及细胞质及 S-100 表达于细胞质和细胞核。也可见 vimentin、HLA Ⅱ 表达于细胞质，CD68 表达于核旁，但 CD45 的表达是阴性的（图 25-5）。

五、治疗方法

治疗策略取决于疾病的严重程度和发病部

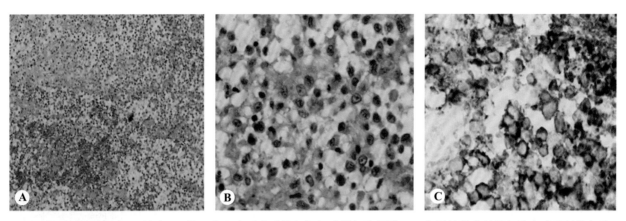

▲ 图 25-4 A. 活检：HE 染色 20 倍：大量胞质嗜酸的组织细胞样细胞周边可见多形核的中性粒细胞和嗜酸性粒细胞；B. HE 40 倍：图 A 的放大，可见有核分裂和小核仁的组织细胞及嗜酸性粒细胞；C. IHC CD1a：组织细胞样的朗格汉斯细胞膜和胞质阳性表达

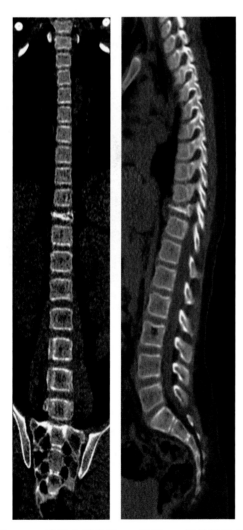

▲ 图 25-5 胸椎和腰椎的 CT 显示 T$_{10}$ 椎体的高度明显下降，即 Calvé 所谓的"扁平椎"；L$_3$ 椎体的骨质减少；S$_1$ 和 S$_2$ 的右半部分出现骨质疏松

位。当疾病局限于皮肤或骨骼时，不需要全身治疗。部分患者接受低剂量放疗，临床疗效良好[12]。皮肤局限性疾病的对症治疗包括皮质类固醇、氮芥、咪喹莫特和光疗。系统治疗也有甲氨蝶呤、6- 巯基嘌呤、长春花生物碱、沙利度胺、克拉利宾和阿糖胞苷的报道。

单发的皮肤病损可手术切除，单纯的骨病变可局部刮除或使用皮质激素治疗。

2013 年的一项研究表明，延长长春新碱 / 泼尼松治疗至 12 个月可减少早期复发。对治疗的反应是一个重要的预后因素。根据文献报道，依据 6 周内对治疗的反应，高危患者的存活率存在差异，在有良好反应时为 95%，在有中等反应时为 83%，在治疗期间仍有进展时为 57%。然而，中枢神经系统的肿块性病变无论是临床还是影像学都无法逆转，因此神经系统的症状似乎是不可逆的。

根据目前朗格汉斯细胞组织细胞增多症的概念，作为一种髓系干细胞疾病，使用具有抗急性髓系白血病活性的药物可能是一种合理的治疗策略。许多使用长春新碱 / 泼尼松后没有缓解的患者，在使用用于治疗急性髓系白血病的补救疗法后获得治愈，相关药物包括阿糖胞苷、克拉利宾和氯法拉滨。Vemurafenib 是一种 BRAF 抑制药，对于 BRAF-V600E 突变患者的临床疗效显示良好。

随着对朗格汉斯细胞组织细胞增生症研究的进展，该病已被重新分类。病理生理学表现为一种来源不明的共同细胞，依据其不同的分化层次进行分型，临床表现也因此多种多样。目前认为朗格汉斯细胞组织细胞增多症应重新归类为髓系肿瘤。如果我们要继续改善成年和儿童朗格汉斯细胞组织细胞增多症患者的预后，癌症治疗管理模式，包括前瞻性临床合作试验和相关生物学研究是必不可少的。为了更好地明确疾病的自然病程和这些患者的最佳治疗方法，我们强烈建议在数据库中记录所有患者的临床资料（如 20 世纪 80 年代末以来的组织细胞学会的数据库）。

• 女性患者，19 个月大，除头皮病变外，胸部和腹部前后面皮肤广泛受损伤，类似脂溢性皮炎。

在患者的前视图中，由于肝和脾受累，可见腹胀。

参考文献

[1] Nezelof, C., Basset, F., Rousseau, M. Histiocytosis X histogeneticarguments for a Langerhans cell origin. *Biomedicine* (publiée pour l'AACIG) 1973; 18: 365.

[2] Mc Dermontt R, Ziylan U, Spehner D et al. Birbeck granules are subdomains of endosomal recycling compartment in human epidermal Langerhans cells, which form where Langerin accumulates. Mol Biol Cell. 2002; 13:317-335.

[3] Badalian-Very G, Vergilio JA, Degar BA, et al. Recurrent BRAF mutations in Langerhans cell histiocytosis. Blood. 2010;116 (11):1919-23.

[4] Sahm F, Capper D, Preusser M, et al. BRAFV600E mutant protein is expressed in cells of variable maturation in Langerhans cell histiocytosis. Blood. 2012;120(12):e28-34.

[5] Chakraborty R, Hampton OA, Shen X, et al. Mutually exclusive recurrent somatic mutations in MAP2K1 and BRAF support a central role for ERK activation in LCH pathogenesis. Blood. 2014;124:3007-15.

[6] Krishnan UK, Inwards CY. Dahlin's bone tumors, vol. 26, 6th edn. Philadelphia, PA: Lippincott Williams & Wilkins; 2011. p 358-361.

[7] De Young B, Egeler RM, Rollins BJ. Langerhans cell histiocytosis. In: Bridge J, Fletcher C, Hogendoorn PCW, Mertens F, editors. World health organization classification of tumors, pathology & genetics: tumors of soft tissue and bone, 4th edn. 2013; 25: 356-357.

[8] Schajowicz F, Sundaram M, Gitelis S, McDonald J. Tumors and tumorlike lesions of bone, 2nd edn. Springer-Verlag; 552-566.

[9] Berres ML, Merad M, Allen CE. Progress in understanding the pathogenesis of Langerhans cell histiocytosis: back to Histiocytosis X? Br J Haematol. 2015; 169(1): 3-13.

[10] Allen CE, Li L, Peters TL et al. Cell-specific gene expression in Langerhans cell histiocytosis lesions reveals a distinct profile compared with epidermal Langerhans cells. J Immunol. 2010; 184:4557-4567.

[11] Zinn DJ, Chakraborty R, Allen C. Langerhans cell histiocytosis: emerging insights and clinical implications. J Clin Oncol. 2016; 30 (2):122-132, 139.

[12] Abla O, Egeler RM, Weitzman S. Langerhans cell histiocytosis: Current concepts and treatments. Cancer Treat Rev. 2010;36 (4):354-9.

第26章 骨包虫病
Bone Hydatidosis

Jaime Paulos 著

摘 要

骨包虫病是一种由颗粒性马蹄虫引起的骨感染。这是一种罕见病，表现为多房性溶骨性病变。它发生在有这种感染源的流行地区。

关键词

骨包虫病；Equinococosis 感染

骨包虫病是一种罕见的疾病，在所有包虫病病例中也不是很常见（估计占病例的 0.5%～3%）。该病是一种人畜共患病，其病原是幼虫期的颗粒状马蹄虫。在智利[1]，感染源来自南部地区的牛。

好发于长骨和骨盆。常规 X 线片表现为溶骨性多房性病变。免疫学诊断可以鉴别。治疗方式为手术结合抗寄生虫药物（阿苯达唑、甲苯达唑）[1, 2]。

参考文献

[1] Oscar T, Vidal A, Bellolio E, Roa JC. Bone hydatidosis, report of five cases. Rev Med Chile 2010;138: 1414-1421. https://doi.org/10. 4067/SOO34-98872010001200011.

[2] Gorun N. Necessary hip disarticulation in extended echinococosis of the femur. Rev Chir Orthop Reparatrice Appar Mot. 1992;78:255-7. www.higiene.edu.uy/parasite/teo09/hidatid.pdf.

第 27 章　骨髓炎
Osteomyelitis

Jaime Paulos　著

摘　要

骨髓炎的临床特征和影像学表现可以类似骨肿瘤。因此需要与其他局部溶骨性病变和恶性骨肿瘤相鉴别。

关键词

骨髓炎；肿瘤样骨病变；Brodie 脓肿

虽然骨髓炎的定义很明确，但经常需要与骨肿瘤进行鉴别 [2]。

Brodie 脓肿是一种亚急性骨髓炎，多数病例位于长骨（如胫骨、股骨）干骺端 [1, 3]。它是一种单一的溶骨性病变，周围有硬化，很少有全身炎症体征。

有些病例可出现骨膜反应，如葱皮样改变，与骨肿瘤易混淆，如尤因肉瘤或常见于儿童或青少年的骨肉瘤 [4]（图 27–1）。

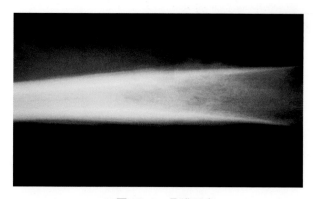

▲ 图 27–1　骨膜反应

参考文献

[1] Pranshu Agrawal, Anshul Sobti. Brodie's abscess of femoral neck mimicking osteoid osteoma: diagnostic approach and management strategy. Ethiop J Health Sci. 2016;26(1):81-4.

[2] Lindenbaum S, Alexander H. Infections simulating bone tumors: a review of subacute osteomyelitis. Clin Orthop. 1984; 184:193-203.

[3] Cabanela AE, Franklin H, Beabout JW. Osteomyelitis appearing as neoplasms. Arch Surg. 1974; 109:68-72.

[4] McGuinness B, Wilson N, Doyle AJ. The penumbra sign on T1 weighted Mri for differentiating musculoskeletal infection from tumor. Skeletal Radiol. 2007;36(417):421.

第28章　骨结核
Bone TBC

Jaime Paulos　著

摘　要

大多数骨结核会累及关节，极少数情况下仅表现为骨内病变。

关键词

骨关节结核；肿瘤样病变

　　单纯累及骨的结核是罕见的，大多数病例表现为累及关节的骨关节炎，但有时需要与骨内其他溶骨性病变相鉴别[1, 2]。

参考文献

[1] Rafiki K, Yousri B, Ahiri M, Bjitro M, Abomaarouf M, Andaloussi M. Localisations inhabituelles de la tuberculose osteoarticulaire chez l'enfant. Revue de Chirurgie Orthopedique et Traumatologie. 2013; 99(3):297-303.

[2] Gonzalez H, Farrington DM, Angulo G. Peripheral osteoarticular tuberculosis in children: tumor-like bone lesion. J Pediatr Orthop B. 1997;6:274-82.

第29章 全身脆性骨硬化
Osteopoikilosis

Jaime Paulos 著

摘 要

大多数全身脆性骨硬化的病例是偶然发现的，因为常常没有临床症状。X线片表现为多个小的致密骨病灶。

关键词

全身脆性骨硬化；骨病；良性类肿瘤样骨病变

全身脆性骨硬化是一种罕见的疾病，也被称为散发性骨质增多症或斑点状骨病。可以是散发性的，也可以是常染色体显性遗传性的。主要特点是长骨的干骺端出现骨质增生性病变。X线片显示多处圆形致密病灶，直径小，只有1mm或2mm[1, 2]。通常情况下无症状，体检时偶然发现。需要与前列腺癌骨转移进行鉴别。99mTc骨扫描显示很少或没有摄取。无须治疗，可以定期观察复诊。

参考文献

[1] Di Primio G. Benign spotted bones: a diagnostic dilemma. CMAJ. 2011;183:456-9.

[2] Carpintero P, Abad JA, Serrano P, Serrano JA, Rodríguez P, Castro L. Clinical features of ten cases of osteopoikilosis. Clin Rheumatol. 2004;23:505-8.

第 30 章　Paget 骨病
Paget's Disease of Bone

Jaime Paulos　著

摘　要

Paget 骨病在老年人中很常见，可继发骨骼结构的改变和变形。X 线片有特征性改变。大多数病例无症状，少数可进展为病理性骨折或继发性肉瘤。

关键词

Paget 骨病；畸形性骨炎

　　Paget 骨病（畸形性骨炎）是一种骨骼疾病，其发病原因是骨重塑的改变，一些区域吸收加速，另一些区域新骨形成活跃[1-3]。最常见的症状是局部骨痛。此外，也可以表现为病理性骨折。骨盆、脊柱、颅骨和长骨近端最常受累。X 线片具有特征性表现[4, 5]。由于骨转换率高，血清碱性磷酸酶升高，在老年人中更常见。可以合并单核细胞增多或脊髓灰质炎。混合期（中期）Paget 骨病合并溶骨（初期）和成骨（后期）两阶段的特征。大多数患者在混合期确诊，此时破骨细胞活性降低，成骨细胞活性增加。有症状的病例可以使用双磷酸盐治疗。最严重的并发症为继发性肉瘤（如骨肉瘤）[2]，预后较差。

参考文献

[1] Kaplan FS, Singer FR. Paget's disease of bone: pathophysiology, diagnosis, and management. J Am Acad Orthop Surg. 1995; 3(6): 336-44.

[2] Wick MR, Siegel GP, McLeod RA. Sarcomas of bone complicating osteitis deformans (Paget's disease): fifty years experience. Am Pathol J Surg. 1981; 5:47-59.

[3] Resnick D. Paget's disease, diagnosis of bone and joint disorders. 4th ed. Philadelphia, PA: Saunders; 2002. p. 1947-2000.

[4] Whitehouse RW. Paget's disease of bone. Semin Musculoskelet Radiol. 2002;6:313-22.

[5] Mirra JM, Brien EW, Tehranzadeh J. Paget's disease of bone: review with emphasis on radiologic features—part I. Skeletal Radiol. 1995;24:173-84.

第31章 甲状旁腺功能亢进症
Hyperparathyroidism

Jaime Paulos 著

摘 要

甲状旁腺功能亢进症是一种由甲状旁腺激素分泌过多引起的疾病。其影响骨骼的新陈代谢，表现被称为棕色瘤的溶骨性病变。

关键词

甲状旁腺功能亢进症；棕色瘤；高钙血症

甲状旁腺功能亢进症以骨吸收、骨质减少和棕色瘤为特征[1, 2]。通常被称为囊性纤维性骨炎，可表现为骨痛、畸形和骨折。实验室检查显示血清甲状旁腺激素和血钙水平升高，严重的可导致肾脏损害。影像学表现为长骨的透亮度增加，骨盆的影像学检查可类似于动脉瘤样骨囊肿、巨细胞瘤、骨髓瘤或转移性肿瘤[3]。其他表现还包括骨膜下骨吸收。原发性和继发性甲状旁腺功能亢进可导致血清甲状旁腺激素水平升高，据此有助于与恶性高钙血症鉴别。

参考文献

[1] Parisien M, Silverberg SJ, Shane E, Dempster DW, Bilezikian JP. Bone disease in primary hyperparathyroidism. Ethiop J Health Sci. 2016; 26(1): 81-84. PMCID: PMC4762963.

[2] Silverberg SJ, Shane L, De La Cruz D et al. Skeletal disease in primary hyperparthyroidism. J Bone Miner Res. 4, 1989: 283-291.

[3] Ullah E, Ahmad M, et al. Primary hyperparathyroidism having multiple brown tumors mimicking malignancy. Ind J Endocrinol Metab.

第九篇　其他肿瘤

Other Tumors

第 32 章　脊索瘤
Chordoma

Franklin H. Sim　著

摘 要

脊索瘤是一种位于神经轴的罕见原发恶性骨肿瘤，其生长缓慢且具有局部破坏性[1, 2]。一旦做出诊断（结合临床、影像学和组织学），就必须对肿瘤进行分期，以获得最佳的治疗方案。这些肿瘤的治疗具有挑战性，关于它们的最佳治疗方法还有很多问题尚未解决。1cm 无瘤切缘的广泛切除手术仍然是达到治愈性切除的标准。其他已描述和正在研发的辅助疗法是放疗、质子束治疗和新的化疗药物，如伊马替尼。这些患者最重要的预后因素是获得足够的安全切缘，从而获得长达 20 年的肿瘤学生存。复发病例的预后较差，这是此类骨肿瘤治疗所面临的巨大挑战。

关键词

脊索瘤；恶性骨肿瘤

脊索瘤是一种罕见的沿神经轴生长的原发恶性骨肿瘤。脊索是一种胚胎结构，可引起椎体的分节。当胚胎成熟时，残余部分逐渐闭塞；然而，脊索的残余部分可能仍然存在，并被认为是恶性脊索瘤生长的源细胞。

如下所述，脊索瘤是一种生长缓慢但顽固的肿瘤。目前主要的治疗方法是广泛的肿瘤切除术。在无法达到这一目标的情况下，辅助放疗和某些处于研究中的化疗方案可能会发挥作用。

一、临床表现

脊索瘤的分布大致与脊索分布区一致。有 25%～30% 发生在蝶枕区，10%～15% 发生在脊柱活动节段。其余的发生在骶尾部。脊索瘤最常见的表现是一种逐渐加重的深部疼痛。虽然最初的疼痛可能是间歇性的，但最终会发展为持续性疼痛，患者通常在夜间感到疼痛加重。真正的夜间疼痛是能将患者从酣睡中惊醒的疼痛，这是脊索瘤一种常见的表现。

其他症状随脊索瘤沿脊柱轴位置的不同而变化。由于大多数发生在骶尾部，当相关的神经结构受到影响时，患者可能会出现肠道、膀胱或性功能障碍。

便秘是最常见的症状。这可能是由于瘤体对马尾神经下部的压迫或直肠机械性梗阻所致，而不是直接损伤支配直肠的神经。

当瘤体出现在脊柱活动节段或蝶枕区时，神经系统症状更为常见。此外，出现在颅颈交界处的脊索瘤患者可能有气道受损、语言障碍或霍纳综合征等表现。

由于这些肿瘤的表现方式是非特异性的，且多数发生在骨盆深处，因此在就诊前瘤体可能会长得很大。Fuchs 等报道从症状出现到就诊平均间隔 2 年[3]。然而，脊索瘤患者在就诊时出现明显转移性病灶是相对罕见的。由于该肿瘤通常发生在椎体中线，神经根受累的表现发生时间往往相对较晚。

二、流行病学

脊索瘤的发病率约为 0.8/100 万[4]。该肿瘤在男性患者和白种人中更常见。在最近的系列报道中，发病的中位年龄是 58.5 岁；儿童发病率低于 5%。儿童患者的发病部位多见于颅骨。

总之，脊索瘤可能是沿脊柱轴最常见的原发性骨肿瘤。在脊柱活动节段的肿瘤中，腰椎是最常被累及的部位。

三、影像学

脊索瘤表现为以椎体中线为中心的膨胀性、溶骨性病变。在影像学检查和大体外观上表现为分叶状生长。在 30%～90% 的肿瘤中可检测到不规则钙化灶，通常在 CT 影像上表现最为典型。

由于脊索瘤通常位于复杂的解剖区域，所以在 X 线片上很难看到。CT 和 MRI 轴位成像是这些肿瘤影像学诊断的主要手段。在 MRI 扫描中，脊索瘤与肌肉相比在 T_1 加权像上呈等信号或低信号，在 T_2 加权像上呈高信号，在钆增强图像上明显强化（图 32-1）。

脊索瘤较大时，可有内部囊性变或出血。脊索瘤的特点是位于中线或中线附近，并从该区域呈膨胀性生长。

CT 图像上，脊索瘤表现为单纯溶骨性改变，偶尔会发现小的不规则钙化灶。常伴有软组织肿块。脊柱活动节段的骶前筋膜和后纵韧带通常是

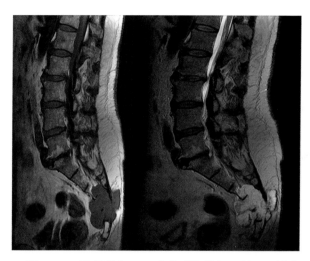

▲ 图 32-1 脊索瘤在 MRI 上的成像特征：显示了肿瘤的分叶状改变并穿透背侧筋膜

阻止肿瘤浸润的天然屏障。然而，在肿瘤晚期，脊索瘤常突破正常的筋膜屏障。

脊索瘤很容易在骨扫描中被发现。目前，正电子发射断层扫描（positron ernission tomography，PET）的使用仍处于研究阶段。由于该肿瘤的代谢率相对较低，目前依靠 PET 来发现和检测脊索瘤仍不可靠。

四、鉴别诊断

由于脊索瘤患者的中位年龄接近 60 岁，因此需要注意的是，在这个年龄段的脊柱肿瘤中转移瘤、多发性骨髓瘤和淋巴瘤更为常见。通常情况下，这些肿瘤在影像上表现为脊柱的多发病灶。此外，标准的分期研究通常可以确定转移瘤和造血系统肿瘤，并与脊索瘤相鉴别。如果是骶骨的孤立浆细胞瘤，仅凭影像学检查可能难以与脊索瘤鉴别。

软骨肉瘤是一种常见于骶骨的原发性骨肿瘤，影像学表现与脊索瘤相似。软骨肉瘤不一定如脊索瘤般位于中线。同样，软骨肉瘤的影像学检查显示其病灶内的黏液样改变比脊索瘤更明显。此外，如果病灶中出现明显的点状钙化常表明软骨肉瘤可能性更大。

黏液乳头状室管膜瘤是一种罕见的肿瘤，起

源于骶骨区域的终丝。活检可轻易区分脊索瘤与黏液乳头状室管膜瘤。其他可能发生在骶骨的常见肿瘤包括畸胎瘤；然而，在轴向成像检查中，这些肿瘤通常比脊索瘤有明显更复杂的外观。良性脊索残留可在骶骨内或沿脊柱轴的其他部位成像，与脊索瘤相比它们通常没有周围骨质破坏。此外，在良性脊索残留的患者中，没有软组织肿块和骨质侵犯。这些病变通常是无症状的。

其他可能发生在骶骨的肿瘤（如动脉瘤样骨囊肿或其他肉瘤）通常可以根据影像学检查与脊索瘤鉴别。

五、活检

在明确手术治疗之前须行活检以明确脊索瘤的诊断，粗针穿刺活检是主要的诊断方法。脊索瘤是一种极易种植转移的肿瘤；开放性活检或计划不周的活检可显著影响患者预后。近中线后侧的活检既要保证取样良好又要避免污染硬膜外腔是诊断的关键，因为这样活检不仅使肿物在手术时易被完整切除，且不会对手术的治疗效果产生不利影响。需要特别注意的是，在评估疑似脊索瘤肿块时，绝不能经直肠活检。同时，鉴于脊索瘤易沿活检通道播散且易继发血肿，开放性活检也应非常谨慎。

六、组织学 / 病理学

脊索瘤在肉眼和低倍镜下均可见分叶状结构。在高倍镜下可见黏液背景中的合胞体细胞链。囊泡细胞（"肥皂泡"）是脊索瘤的典型表现[5]，因细胞中有胞内液泡和泡状细胞质使其具有此特征（图 32-2）。巨大脊索残余[6-8]乍看与脊索瘤相似，然而，与脊索瘤相比，这些良性病变通常缺乏周围的黏液样基质及核分裂象，也不会出现坏死区，结合影像学检查通常可以鉴别。

脊索瘤的其中两种亚型是软骨型脊索瘤和去分化型脊索瘤。软骨型脊索瘤中可见透明软骨；去分化脊索瘤是在恶性脊索瘤的基础上见高级别肉瘤成分[9]。高级别肉瘤可有成骨分化或近似于

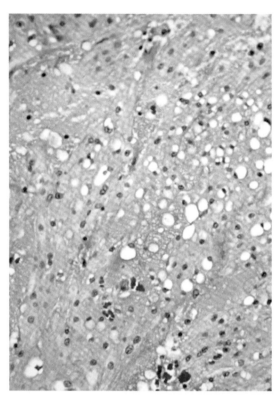

▲ 图 32-2 脊索瘤的组织学表现
黏液背景中的合胞体细胞链和具有胞内液泡及泡状细胞质的空泡细胞

未分化的多形性肉瘤。

脊索瘤的免疫组织化学染色为 S-100 阳性，这有助于将其与转移性腺癌相鉴别[5]。细胞角蛋白 CAM 5.2 在脊索瘤中阳性表达，虽敏感性强但特异性差。此外，脊索瘤的上皮细胞膜抗原阳性表达将有助于将其与软骨肉瘤鉴别。

七、分期

脊索瘤的分期方法有两种：系统性分期和局部手术分期。系统性分期旨在确定疾病在体内的范围，以检测任何转移病灶。这通常是通过胸部、腹部和盆腔的 CT 及骨扫描进行。如前所述，由于肿瘤的低代谢率，PET 对脊索瘤分期的敏感性目前尚不确定，因此这可能不是一个可靠的分期依据。

局部手术分期以肿瘤的三维成像检查为依据。3D MRI 对确定肿瘤的范围非常有帮助。轴

位、矢状位和冠状位图像可用于手术计划。当处理骶骨肿瘤时，冠状斜位像（在骶骨平面内获得的冠状位图像）对于确定肿瘤的局部范围，尤其是在神经孔这一复杂解剖区域的范围非常有帮助。MRI是确定肿瘤位置和保证术中标准筋膜平面切除完整性的最有效方法。此外，它还提供神经系统的成像，以确定可以安全手术切除的区域。特别是在处理骶骨肿瘤时，X线片有助于术中定位。由于高达11%的患者没有标准的12节胸椎/5节腰椎的外形，因此预先确定椎体计数以实现准确的术中定位是至关重要的。

此外，在需要使用脊柱内固定的手术病例中，X线片可以检测到任何可能影响脊柱重建的异常情况。

八、治疗方法

广泛切除术是脊索瘤的主要治疗方法[10-12]。在这些肿瘤的治疗中，病变周围适当的切缘对外科医师是至关重要的。试图"拯救"肿瘤周围神经根的善意尝试几乎总是以失败告终。沿着神经根的边缘切除几乎难以避免留下一些微小的残余肿瘤。这些肿瘤不可避免地再生并以不可预测的方式复发。在此过程中，肿瘤破坏了试图被挽救的神经根（因此试图这样做对患者并无益处）。

此外，由于复发的模式往往是不可预测的，这可能很难对患者进行治愈性治疗。因此，脊索瘤切除术经常涉及不可避免的神经系统损伤，这将损害患者的肠道、膀胱和性功能。尽管这些情况令人失望且难以选择，但这对于肿瘤的正确治疗至关重要，并且要认识到肿瘤的自然病程，无论是未经治疗还是治疗效果不佳，都会破坏局部神经根的神经功能。Fuchs博士的研究结果强调了这一事实，在对52例脊索瘤患者的分析中，预测生存率的最重要因素是能否获得广泛的手术切缘。骶骨手术切除的细节在关于骶骨手术的第40章中有描述[13]。有趣的是，骶前筋膜为脊索瘤提供了一个强大的天然屏障。因此，该区域的复发相对罕见，而且往往不需要同时切除内脏。

治疗上力求在截骨的部位获得至少1cm的无瘤切缘，并在肿瘤的其余部分获得筋膜屏障。对于延伸到梨状肌的肿瘤，由于该区域缺乏有效屏障，因此需要达到在周围正常肌肉组织内至少4cm的无瘤切缘。

辅助性放疗在脊索瘤治疗中的应用得到不断发展。脊索瘤对标准放射治疗相对不敏感。使用质子束疗法治疗这些肿瘤的技术已经成熟。

麻省总医院（Massachusetts General Hospital）最近的数据表明，高剂量光子/质子放射治疗的剂量超过70钴灰当量，应用于脊索瘤和其他脊柱肉瘤时，五年无瘤生存率为63%[14]。当肿瘤发生在无法获得无瘤切缘的区域时（如颅颈交界处），可采用这种方法来控制肿瘤。在可以获得整块切除边界的情况下，辅助放疗的使用仍存在争议，不同治疗中心采用不同的治疗方案。

目前尚无有效治疗脊索瘤的标准化疗方案。最近的结果表明，伊马替尼可能对脊索瘤患者有疗效。

伊马替尼是血小板源生长因子受体β（PDGFR-β）抑制药[15]，并且已经证实在脊索瘤中存在PDGFR-β的激活和过度表达[16]。

18例脊索瘤患者在接受了一年随访后，症状得到改善，MRI增强扫描的信号降低[17]。这些结果提示伊马替尼和其他药物的进一步研究很有前景[18]。

对于去分化型脊索瘤，化疗针对的是肿瘤中的高级别肉瘤成分[9]。

九、结果

考虑到脊索瘤的病程较长，其预后评估比较困难。Boriani医师在评估这些患者时建议至少随访5年。

在脊索瘤患者的治疗中，适当的手术切除至关重要。Fuchs等在报道梅奥医学中心的系列病例时显示，能够获得广泛手术切缘患者的生存率为100%。但对于达不到广泛切缘的患者，长期生存更具挑战性[3]。其他大型中心也有类似的报道。Bergh 博士在 Gottenberg 的系列报道显示，局部复发的患者死亡风险增加 21 倍[19]。这些研究再次强调了对脊索瘤患者进行正确和积极手术治疗的重要性。其他研究中心的大型研究也得出了类似的结论[20, 21]，其 10 年生存率为50%～60%。

在对位于脊柱活动节段脊索瘤的检查中，Boriani 和同事们发现了类似的结果。所有仅接受放疗和（或）病灶内切除术的患者在 2 年内复发。其中，唯一达到连续无瘤生存期超过 5 年的相关治疗是无污染的整块切除术[22, 23]。

考虑到脊索瘤的漫长自然病程，我们很难确切地知道放射治疗和有效化疗方案的最新进展如何影响患者的最终生存。结果显示这些方案有望用于那些难以获得足够手术切缘的患者。

脊索瘤的转移通常出现较晚。脊索瘤患者的转移部位多见于肺、软组织和骨骼。在尸检中，多达 2/3 的患者存在这种情况。

十、术后管理和监测

接受治疗的脊索瘤患者需要长期的肿瘤学监测[24]。一种推荐的监测方案包括胸部、腹部和盆腔的 CT 检查，以及根据外科医师对局部和远处复发风险的评估，每 4 个月对手术部位进行一次MRI 扫描，为期 1～2 年。在长达 5 年的随访期间，每 6 个月进行一次复查，此后每年进行一次。

10 年后，复查可改为每 2 年进行一次，至少随访20 年。锝骨扫描每年进行一次，直到第 5 年，然后每 2 年进行一次，经过大约 10 年的随访，之后每 3～5 年进行一次。

对于脊索瘤复发的患者，要认真进行个体化治疗。如果发现孤立性复发病灶可进行手术切除，积极的治疗是切除所有可检测到的病灶。对于多病灶复发的患者，要考虑对该区域进行放射治疗以减缓或阻止疾病的进展。此外，强烈推荐使用伊马替尼或其他化疗辅助药物。

如果患者在难以切除的部位有单发或寡转移灶，可采用冷冻或射频消融的方法来消除这些肿瘤。

小结

脊索瘤是一种罕见的恶性肿瘤，发生于脊柱，源于脊索残留。积极的手术治疗仍然是这些患者根治的主要手段。先进的放射治疗、手术技术和新的化疗药物在治疗方面是有希望的。然而，积极的整块切除手术通常是治疗这些患者的必要条件。由于肿瘤可能发现较晚，这通常需要进行比较大的手术。

如果手术能够获得足够的切缘，患者的预后是谨慎乐观的。由于脊索瘤生长缓慢，肿瘤学监测至少延长至 20 年。对于肿瘤复发的患者需要个体化治疗，而积极的治疗常可以延长患者的生存期。

参考文献

[1] Walcott BP, Nahed BV, Mohyeldin A, Coumans JV, Kahle KT, Ferreira MJ. Chordoma: current concepts, management, and future directions. Lancet Oncol. 2012;13(2):e69-76.

[2] Chugh R, Tawbi H, Lucas DR, Biermann JS, Schuetze SM, Baker LH. Chordoma: the nonsarcoma primary bone tumor. Oncologist. 2007;12(11):1344-50.

[3] Fourney DR, Gokaslan ZL. Current management of sacral chordoma. Neurosurg Focus. 2003;15:E9.

[4] Maclean FM, Soo MY, Ng T. Chordoma: radiological-pathological correlation. Australas Radiol. 2005;49:261-8.

[5] Llauger J, Palmer J, Amores S, et al. Primary tumors of

the sacrum: diagnostic imaging. AJR Am J Roentgenol. 2000;174: 417-24.

[6] Yamaguchi T, Suzuki S, Ishiiwa H, et al. Benign notochordal cell tumors: a comparative histological study of benign notochordal cell tumors, classic chordomas, and notochordal vestigious of fetal intervertebral disks. Am J Surg Pathol. 2004;28:756-61.

[7] Kyriakos M. Benign notochordal lesions of the axial skeleton: A review and current appraisal. Skeletal Radiol. 2011;40(9):1141-52.

[8] Amer HZ, Hameed M. Intraosseous benign notochordal cell

tumor. Arch Pathol Lab Med. 2010;134(2):283-8.

[9] Fuchs B, Dickey I, Yaszemski M, Inwards C, Sim F. Operative management of sacral chordoma. J Bone Joint Surg Am. 2005;87:2211-6.

[10] Fleming GF, Heimann PS, Stephens JK, et al. Dedifferentiated chordoma: response to aggressive chemotherapy in two cases. Cancer. 1993;72:714-8.

[11] Sciubba D, Cheng J, Petteys R, et al. Chordoma of the sacrum and vertebral bodies. J Am Acad Orthop Surg. 2009;17:708-17.

[12] Osaka S, Kodoh O, Sugita H, et al. Clinical significance of a wide excision policy for sacrococcygeal chordoma. J Cancer Res Clin Oncol. 2006;132:213-8.

[13] Hulen CA, Temple HT, et al. Oncologic and functional outcome following sacrectomy for sacral chordoma. J Bone Joint Surg Am: 1532-1539.

[14] DeLaney T, Liebsch N, Pedlow F, et al. Phase II study of high dose proton/photon radiotherapy in the management of spine sarcomas. Int J Radiation Oncology Viol Phys. 2009;74:732-9.

[15] Tamborini E, Miselli F, Negri T, et al. Molecular and biochemical analyses of platelet derived growth factor receptor (PDGFR) beta, PDGFRA, in KIT receptors in chordomas. Clin Cancer Res. 2006;12:6920-8.

[16] Sciubba DM, Chi JH, Rhines LD, Gokaslan ZL. Chordoma

of the spinal column. Neurosurg Clin N Am. 2008;19:5-15.

[17] Casali PG, Stacchiotti S, Messina A, et al. Imatinib mesylate in 18 advanced chordoma patients. J Clin Oncol. 2005;23:9012.

[18] Schwab JH, Boland PJ, Agaram NP, et al. Chordoma and chondrosarcoma gene profile: Implications for immunotherapy. Cancer Immunol Immunother. 2009; 58(3): 339-49.

[19] Bergh P, Kindblom L, Gunterberg B, et al. Prognostic factors in chordoma of the sacrum and mobile spine: a study of 39 patients. Cancer. 2000;88:2122-34.

[20] Hanna SA, Tirabosco R, Amin A, et al. Dedifferentiated chordoma: a report of four cases arising "de novo". J Bone Joint Surg Am. 2008;90:652-6.

[21] McMaster ML, Goldstein AM, Bromley CM, et al. Chordoma: Incidence and survival patterns in the United States, 1973-1995. Cancer Causes Control. 2001;12:1-11.

[22] Boriani S, Schevalley F, Weinstein JN, et al. Chordoma of the spine above the sacrum: treatment and outcome in 21 cases. Spine. 1996;21:1569-77.

[23] Boriani S, Bandiera S, Biagini R, et al. Chordoma of the mobile spine: 50 years of experience. Spine. 2006;31:493-503.

[24] Chambers PW, Schwinn CP. Chordoma: a clinicopathologic study of metastasis. Am J Clin Pathol. 1979;72(5):765-76.

第 33 章 造釉细胞瘤
Adamantinoma

Jaime Paulos 著

摘 要

造釉细胞瘤是一种生长缓慢的恶性骨肿瘤。它起源于上皮细胞，通常位于长骨骨干和干骺端，多发于胫骨。常见于青少年和年轻人。这种肿瘤在组织学上与颌骨成釉细胞瘤相似，因此被称为造釉细胞瘤。造釉细胞瘤容易与骨纤维结构不良相混淆，主要依靠组织病理学明确诊断，组织病理学显示纤维基质内小上皮岛，细胞缺乏异型性。主要治疗方法是整块切除和重建，但由于肿瘤复发率高，部分学者建议截肢。

关键词

造釉细胞瘤；恶性骨肿瘤

造釉细胞瘤是一种罕见的上皮细胞来源的长骨恶性骨肿瘤。90% 的病例发生在胫骨（图 33-1），偶见于腓骨，其他长骨较罕见。通过免疫组化和电镜检查证实其起源于上皮细胞[1]。

尽管 10 岁以下儿童及 70 岁以上老年人也有发病，但大多数病例发病年龄在 20—50 岁（即青少年和年轻人）[2-6]。

造釉细胞瘤因与颌骨成釉细胞瘤相似而得名。

临床病程显示其生长速度缓慢。疼痛是主要症状，也伴有疼痛性肿块。大多数病例都有一个漫长的演变过程。

病理性骨折比较少见。长期观察仅约 20% 的病例发生转移。

一、影像学

最典型的 X 线片表现是胫骨前方骨皮质有大小不等的多发透亮缺损。可以发现更大的溶骨性病变伴边缘硬化或许多呈气泡状或分叶状的溶骨性缺损。造釉细胞瘤可以侵犯皮质骨及周围软组织。

二、组织病理学

造釉细胞瘤边界清晰，色灰白，呈分叶状，质地软硬不一。典型的组织学表现是纤维基质中的小上皮岛和包含星状细胞的栅栏状岛，这也见于成釉细胞瘤。部分病例可见中央角化的鳞状细胞岛。造釉细胞瘤的一个重要特征是缺乏

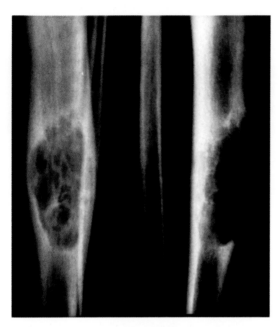

▲ 图 33-1　胫骨造釉细胞瘤的 X 线片

细胞异型性。最常见的鉴别诊断是骨纤维结构不良 [4, 5, 7-12]。

三、治疗方法

局部切除的复发率很高，许多复发可导致转移和死亡。整块切除和重建是正确的手术选择。一些学者认为，由于局部切除后的高复发率，因此截肢是治疗的一种选择。化疗是不敏感的。

造釉细胞瘤主要通过血液或淋巴途径发生转移。

参考文献

[1] Jain D, Jain VK, Vasishta RK, Ranjan P, Kumar Y. Adamantinoma: A clinicopathological review and update. Diagn Pathol. 2008;3:8.

[2] Papagelopoulos PJ, Mavtogenis AF, Galanis EC, Savvidou OD, Inwards CY, Sim FH. Clinicopathological features, diagnosis, and treatment of adamantinoma of the long bones. Orthopedics. 2007; 30(3): 211-215, quiz 216-217.

[3] Bethapudi S, Ritchie DA, Macduff E, Straiton J. Imaging in osteofibrous dysplasia, osteofibrous dysplasia-like adamantinoma, and classic adamantinoma. Clin Radiol. 2014;69(2):200-8 Epub 2013 November 5.

[4] Kitsoulis P, Charchanti A, Paraskevas G, Marini A, Karatzias G. Adamantinoma. Acta Orthop Belg. 2007;73(4):425-31.

[5] Gleason BC, Liegl-Atzwanger B, Kozakewich HP, et al. Osteofi-brous dysplasia and adamantinoma in children and adolescents: A clinicopathologic reappraisal. Am J Surg Pathol. 2008;32(3): 363-76.

[6] Maki M, Athanasou N. Osteofibrous dysplasia and adamantinoma: Correlation of proto-oncogene product and matrix protein expression. Hum Pathol. 2004;35(1):69-74.

[7] Most MJ, Sim FH, Inwards CY. Osteofibrous dysplasia and adamantinoma. J Am Acad Orthop Surg. 2010;18(6):358-66.

[8] Czerniak B, Rojas-Corona RR, Dorfman HD. Morphologic diversity of long bone adamantinoma: The concept of differentiated (regressing) adamantinoma and its relationship to osteofibrous dysplasia. Cancer. 1989;64(11):2319-34.

[9] Kahn LB. Adamantinoma, osteofibrous dysplasia and differentiated adamantinoma. Skeletal Radiol. 2003; 32(5): 245-58.

[10] Ishida T, Iijima T, Kikuchi F, et al. A clinicopathological and immunohisto-chemical study of osteofibrous dysplasia, differentiated adamantinoma, and adamantinoma of long bones. Skeletal Radiol. 1992;21(8):493-502.

[11] Markel SF. Ossifying fibroma of long bone: Its distinction from fibrous dysplasia and its association with adamantinoma of long bone. Am J Clin Pathol. 1978;69(1):91-7.

[12] Springfield DS, Rosenberg AE, Mankin HJ, Mindell ER. Relationship between osteofibrous dysplasia and adamantinoma. Clin Orthop Relat Res. 1994; 309:234-44.

第34章 高级别未分化多形性肉瘤

High Degree Undifferentiated Pleomorphic Sarcoma

Pedro Valdivia　　Cristián Carrasco　　著

摘　要

骨原发的高级别未分化多形性肉瘤是一种发病率低的恶性肿瘤，多发于成年人，但也可见于儿童。多累及股骨、胫骨和肱骨等长骨。最常见的症状是不断增大的肿块和疼痛。在影像学上，它表现为干骺端边界不清的溶骨性病变伴骨皮质破坏。未分化多形性肉瘤的组织病理学诊断是一种排除性诊断，需要进行大量的免疫组化检查。治疗方法与骨肉瘤类似，采用化疗和广泛手术切除。

关键词

高级别肉瘤；未分化肉瘤；多形性肉瘤；骨肉瘤

一、定义

高级别未分化多形性肉瘤是一种高度恶性肿瘤，其特征是肿瘤细胞具有弥漫多形性，缺乏特异性。以往被称为骨恶性纤维组织细胞瘤。

过去，许多未分化多形性肉瘤被归类为脂肪肉瘤、多形性纤维肉瘤、溶骨性骨肉瘤、未分化网状细胞肉瘤或恶性巨细胞肿瘤。

二、临床表现

高级别未分化多形性肉瘤是一种罕见的肿瘤，仅占原发恶性骨肿瘤的 2% 以下。

据不同文献报道，男女发病率高低存在争议。发病年龄从 6—88 岁，平均年龄为 50 岁。10 岁以下患者比较罕见，20 岁以下患者发病率低于 15%。

高级别未分化多形性肉瘤可在全身骨骼中发病，但以长骨为主，特别是股骨、胫骨和肱骨。在中轴骨骼中，最常见的发病部位是骨盆，但也可见于脊柱和肩胛骨（个案报道）。它可能是孤立的原发性病变，特殊情况下也可表现为多发性病变（个案报道）。它可能是骨的原发性病变，也可能是继发性病变，高达 28% 的病例继发于 Paget 骨病、骨梗死或放射性骨病。也可能继发于全膝关节或髋关节假体置换术后。

最常见的症状是不断增大的肿块和疼痛，在确诊时症状已经存在数周至 3 年，平均持续 7～9 个月。

这种肿瘤与骨肉瘤类似，可早期发生肺部转

移（45%～50%）。

三、影像学

高级别未分化多形性肉瘤表现为干骺端边界不清的溶骨性病变，破坏骨皮质并侵犯软组织。也可以表现为囊性病变或骨质虫蚀样改变。病理性骨折并不罕见，但骨膜反应很少见。CT有助于评估脊髓受累、骨质破坏及软组织侵犯的情况。

应与骨肉瘤、纤维肉瘤、淋巴瘤、骨髓瘤和转移瘤进行鉴别诊断。

四、组织病理学

未分化多形性肉瘤是一种排除性诊断。肿瘤细胞具有异质性，主要是由数量不等的大上皮细胞和胞质嗜酸的多边形细胞组成；核异型性以多量的核分裂象为特征，罕见病理性核分裂象。坏死或骨折区常见非典型多核巨细胞伴不同程度的淋巴细胞、组织细胞及中性粒细胞的炎性浸润。

由于是排除性诊断，需将其与临床表现和影像学特征相结合以明确诊断和准确定位。为了全面了解病变，可对穿刺活检组织行多切面取材和免疫组织化学染色，并不首选行基因检测。多切面取材的主要目的是鉴别类骨质以排除骨肉瘤。值得注意的是骨折时可能有骨质形成，而不应被误认为类骨质。

免疫组织化学具有指导意义，其应包含一个组合以排除肉瘤样癌、黑色素瘤和一些血液系统恶性肿瘤[1]。许多未分化肉瘤表达上皮细胞标记，但它们通常单个细胞表达。如果有一种以上免疫标记弥漫表达，应考虑为转移癌[1]。p63的阳性表达提示为转移癌，这有助于排除那些正常表达上皮细胞标志物的肉瘤，如滑膜肉瘤。p63在滑膜肉瘤中的仅上皮样成分表达，而在上皮样肉瘤中为弱表达[2]。

未分化多形性肉瘤可表达肌源性标志物，主要为SMA，也可表达desmin或h-cardesmon。当只有一种标志物表达时诊断为不完全肌源性分化的未分化多形性肉瘤。如果表达两种或两种以上标志物时，则应排除未分化多形性肉瘤的诊断，并诊断为平滑肌肉瘤[3]。

五、治疗

有足够的证据支持临床医师对未分化多形性肉瘤进行与骨肉瘤相同的治疗，即化疗和广泛手术切除。有时，非常晚期的病变需要截肢，或对骨盆和脊髓等部位无法切除的病变进行放疗。

只要化疗有效并达到广泛的手术切缘标准，其生存预后与骨肉瘤相似。另一个预后良好的因素是发病年龄低于40岁。

参考文献

[1] Goldblum John R. An approach to pleomorphic sarcomas: can we subclassify, and does it matter? Mod Pathol. 2014; 27: S39-46.

[2] Jo MD VJ, Fletcher MD CD. Immunohistochemical staining is limited in soft tissue tumors. Am J Clin Pathol 2011;136: 762-766. (FRCPath. p. 63).

[3] Romeo Salvatore, et al. Malignant fibrous histiocytoma and fibrosarcoma of bone: a re-assessment in the light of currently employed morphological, immunohistochemical and molecular approaches. Virchows Arch. 2012;461:561-70.

第 35 章 血管球瘤
Glomus Tumor

Sergio Morales　著

摘　要

血管球瘤是一种罕见的良性肿瘤，通常位于手远节指骨的甲下组织。温度变化和指尖压力引起的疼痛有助于诊断。

关键词

血管球瘤；指尖肿瘤

血管球瘤是一种罕见的影响血管球体的良性肿瘤，血管球体是一种参与皮肤微血管温度调节的神经肌动脉装置[1]。血管球瘤是一种软组织肿瘤，最常发生在血管球体丰富的区域，如远节指骨皮下组织。其他发病部位最近也有报道，如脚趾、前臂、手腕、大腿，甚至是肌肉骨骼以外的系统[2-5]。

特征性临床症状是伴随温度变化或手指远端（或受累区域）接触压力变化而出现的阵发性剧烈疼痛。根据病变的深度可观察到或触及皮下结节。

通常不需要影像学检查，通过临床表现即可诊断。在临床表现不典型的情况下一些影像学特征有助于诊断。在 X 线片上，可见指骨皮质有一个边界清晰的缺损（骨质被吸收）（图 35-1）。

在 MRI 上，该肿瘤在 T_1 加权像上呈低信号，在 T_2 加权像上呈高信号[6]（图 35-2）。

一、病理学

血管球瘤被认为是一种错构瘤，大小通常约 1cm。组织学表现为小圆细胞，核深染，无细胞异型性和核分裂象；透明基质中可见小血管[4]。

二、治疗

外科治疗可行边缘切除，必须根据病变部位选择手术入路。对于最常见的部位（手），需要切除指甲以显露甲床下的肿瘤（图 35-3）。用小刮匙轻轻地将肿瘤完整去除。

三、并发症

血管球瘤复发比较罕见[7]，术后可出现指甲畸形。虽然恶变罕见，但也有文献报道[8]。

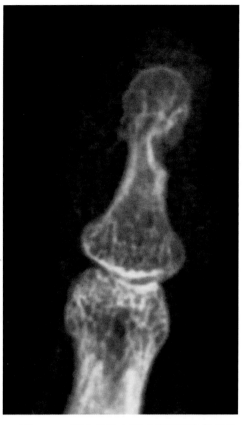

▲ 图 35-1 远节指骨血管球瘤的影像学表现

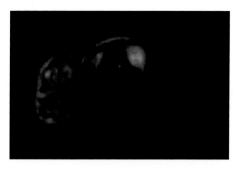

▲ 图 35-2 远节指骨血管球瘤 **MRI** 轴位像显示指骨背侧 T_2 高信号

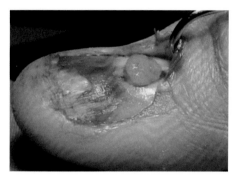

▲ 图 35-3 指甲切除后的远节指骨血管球瘤的大体外观

参考文献

[1] Lee W, Kwon SB, Cho SH, Eo SR, Kwon C. Glomus tumor of the hand. Arch Plastic Surg. 2015;42(3):295-301. https://doi.org/10. 5999/aps.2015.42.3.295.

[2] Kurohara K, Michi Y, Yukimori A, Yamaguchi S (2018) The glomus tumor resorbed bone and teeth in the mandible: a case report. Head and Face Med 14(1). https://doi.org/10.1186/s13005-018-0175-3

[3] Lui TH, Mak SM (2014) Glomus tumor of the great toe. J Foot Ankle Surg 53(3):360-363. https://doi.org/10.1053/j.jfas.2013.05. 011

[4] Gombos Z, Zhang PJ (2008, September) Glomus tumor. Archives of pathology and laboratory medicine. https://doi.org/10.5858/2008-132-1448-gt

[5] Beksaç K, Dogan L, Bozdogan N, Dilek G, Akgul GG, Ozaslan C (2015) Extradigital glomus tumor of thigh. Case Rep Surg 2015:1-3. https://doi.org/10.1155/2015/638283.

[6] Glazebrook KN, Laundre BJ, Schiefer TK, Inwards CY. Imaging features of glomus tumors. Skeletal Radiol. 2011;40(7):855-62. https://doi.org/10.1007/s00256-010-1067-1.

[7] Sanna M, De Donato G, Piazza P, Falcioni M. Revision glomus tumor surgery. Otolaryngol Clin North Am. 2006 https://doi.org/10. 1016/j.otc.2006.04.004.

[8] Folpe AL, Fanburg-Smith JC, Miettinen M, Weiss SW. Atypical and malignant glomus tumors: Analysis of 52 cases, with a proposal for the reclassification of glomus tumors. Am J Surg Pathol. 2001;25(1):1-12. https://doi.org/10.1097/00000478-200101000-00001.

第十篇　骨转移瘤
Bone Metastasis

第 36 章　骨转移瘤
Bone Metastasis

Jaime Paulos　Dominique G. Poitout　著

摘　要

骨转移瘤是一种常见的继发性骨肿瘤。尽管恶性肿瘤大多都可以通过血管途径扩散至骨，但原发于乳腺、肾脏、肺、甲状腺和前列腺的恶性肿瘤是最常见的骨转移瘤。局部骨关节疼痛、病理性骨折和全身性症状是骨转移瘤常见的临床表现。影像学检查和活检是诊断所必需的。治疗将取决于肿瘤的起源、病变部位和患者的状况。稳定性重建手术是获得更好生活质量的必要条件。

关键词

骨转移；溶骨；病理性骨折；骨痛；重建手术；双膦酸盐

一、定义

骨转移瘤是原发于骨外组织的恶性肿瘤向骨的扩散。它是最常见的恶性骨肿瘤，其发生率是原发性骨肿瘤的 4 倍 [1]。

原发性肿瘤通常经血管途径扩散；在极少数情况下可以通过淋巴系统扩散 [2, 3]。

发生骨转移的原发性肿瘤大多是乳腺癌、肾癌、肺癌、甲状腺癌和前列腺癌 [4]。消化道原发性肿瘤和妇科恶性肿瘤较少发生骨转移。

然而，任何原发恶性肿瘤均可能发生骨转移。儿童恶性肿瘤的骨转移虽然极为少见，但仍有来自视网膜母细胞瘤或鼻咽部恶性肿瘤的骨转移。

原发灶的恶性肿瘤细胞进入静脉系统后通过腔静脉到达右心，进而发生肺转移 [5]。从那里瘤细胞向左心扩散，经动脉血管向骨骼扩散。转移的肿瘤细胞必须在肺的新组织环境中种植和生长形成转移灶，在随后发生转移的骨组织中也是如此。

肺代表了一个比较特殊的环境，它像过滤器一样工作，其内部组织血管丰富，因此，大多数骨转移患者也常伴有肺转移 [6]。大多数肺部转移瘤是由在肺过滤过程中滞留的肿瘤细胞构成，首先局部形成微转移灶，然后在原位生长并形成一个大转移瘤，这种病变在胸部 X 线检查中可以看到。CT 对发现肺转移瘤更为敏感。

肾上腺样瘤（或肾肉瘤）以单细胞形式进入血流，它们不会停滞于肺但常植入骨组织。因此我们可以发现有些肿瘤出现骨转移而不存在肺转移。这些病例首先表现为骨转移，有时病理性骨折是其首发症状。

消化系统肿瘤首先向肝脏转移，然后经腔静脉向心、肺转移，再由左心经动脉循环系统转移。因此大多数此类患者都有肝脏被侵犯的症状，直到非常晚期才出现骨转移。

骨转移可以发生在任何骨质，但比较常见部位是脊柱、骨盆和长骨近端。原因在于这些区域的骨质血运丰富。手或足部转移少见。手的转移瘤一般首先考虑肺原发性恶性肿瘤来源的可能。

二、临床症状和体征

最主要的症状是疼痛。当患者出现局部骨质疼痛时，必须对该部位骨质进行检查以寻找病因。疼痛可能是骨转移瘤的首发症状，但常有部分无症状患者因其他原因体检时发现骨转移瘤的存在。骨转移瘤多发于 50 岁以上的患者。

全身性症状比较常见，如体重下降。

局部肿块的出现也值得警惕。

病理性骨折常提示预后不佳，这可能是某些骨转移瘤患者的首发症状。骨转移瘤患者需警惕病理性骨折的发生[7]。

患者发生病理性骨折后需付出比预防性治疗更大的代价，因此病理性骨折的预测非常重要。目前两个常用的标准是：①＞2.5cm 长径的骨缺损必须考虑发生骨折的危险；②＞50% 的骨皮质破坏是进行骨折预防性处理的指征。

已经有学者试图对病理性骨折进行预测。尽管有一定的争议，目前 Hilton Mirels（1989）评分系统仍是被广泛接受的评估方法之一[8]。

诊断濒临病理性骨折的评分系统[11]见表36-1。

每个风险因素给出 1～3 分，最多 12 分。随着分数增加到 7 分以上，骨折风险也随之增加。

另一种衡量病理性骨折风险的方法是 Harrington 标准，具体如下。

- ≥ 50% 的骨干骨皮质破坏。
- 50%～75% 的干骺端骨质破坏。
- 转子下区域骨质的浸润性破坏。
- 放疗后局部持续性疼痛。

三、高钙血症

高钙血症是骨质破坏的结果，症状可表现为意识模糊、肌无力、多尿、多饮、恶心、呕吐、脱水。

神经功能障碍：脊柱是骨转移瘤最常见的部位，可有脊髓受压的表现。

骨转移瘤的评估和诊断：需要影像学，实验室检查和病理活检相结合。

四、影像学

需要对可疑骨转移的部位拍摄 X 线片（前后位和侧位片）。同样需要正侧位的胸部 X 线片，而胸部 CT 对胸部病变则敏感的多。在大多数情况下，X 线片中的骨转移病灶呈溶骨性改变，但在前列腺癌和一些有纤维性成分的乳腺癌中，骨转移病灶也可以呈成骨性改变。

表 36-1 Mirels 评分			
	1	2	3
病变部位	上肢	下肢	转子周围
疼痛程度	轻度	中度	重度
病变类型	成骨	混合	溶骨
破坏范围	＜1/3	1/3～2/3	＞2/3

^{99}Tc 放射性核素显像在寻找无症状骨转移病灶和全身骨骼的筛查时非常有用。在某些情况下核素显像可出现假阴性结果，尤其是在多发性骨髓瘤和一些甲状腺癌的病例中（图 36-1）。

MRI 对确定骨转移的范围非常有用，尤其是计划对破坏性病变行骨段切除或稳定性重建的患者。

PET-CT 也是寻找转移灶的重要影像学工具。

五、实验室检查

应进行血液学检验：包括白细胞计数、红细胞沉降率、钙、磷、碱性磷酸酶。雌激素、孕激素、人类表皮生长因子受体 2（human epidermal growth factor receptor 2，HER2/neu）受体是乳腺癌必不可少的检验指标。前列腺抗原也是前列腺癌需要检测的指标。

六、治疗

一般措施：多学科综合治疗[14]。

双膦酸盐治疗可以有效防止破骨细胞性骨质破坏。常用的有静脉注射帕米膦酸。

化疗、放疗和激素治疗的选择与原发肿瘤的类型有关。

乳腺癌对放疗、化疗和激素治疗都敏感，肿瘤学治疗团队必须确定患者的最佳适应证。

肾癌对放疗和化疗都敏感。推荐术前瘤体栓塞。

肺癌虽然预后不良，但对放疗和化疗都敏感。

前列腺癌对放疗和化疗都敏感。

在甲状腺癌中，放射性碘治疗和化疗均有效。

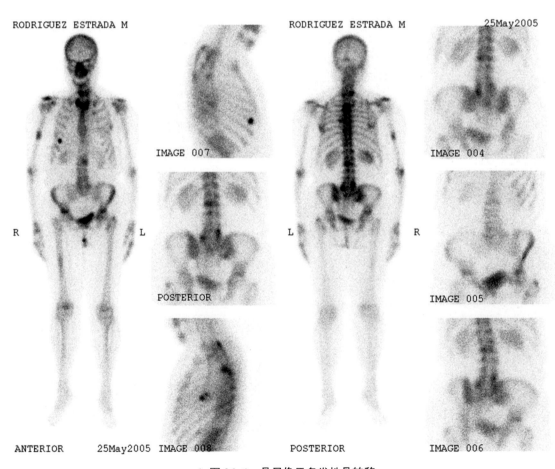

▲ 图 36-1　骨显像示多发性骨转移

多发性骨髓瘤对放疗和化疗都敏感。

手术：活检对于排除骨原发性病变是必要的。如果没有组织学诊断不应贸然对骨病变进行治疗。活检要采用与髓内钉手术入路不同的切口。

有骨折风险或已经发生骨折的病变必须进行手术治疗。理想情况下患者必须具备耐受手术的条件，能够术后即刻负重，且内置假体存活期应长于患者的预计生存期[9]。另一个需要考虑的情况是手术能否缓解疼痛。

根据需要治疗的病灶位置、原发癌类型和患者情况，可采用两种治疗策略：稳定性重建手术加术后放疗[10, 13]或使用骨关节植入物重建手术[14]。

肱骨近端：内置假体置换（虽然肩关节功能可能受限）。目前更好的选择是使用反向肩关节假体（图36-2）。

肱骨干：切除后以节段假体重建是可行的。使用钢板和螺钉进行固定的效果并不理想，尤其是原发肿瘤对其他治疗无效的情况下（图36-3）。

肱骨远端：肘关节置换术或弹性髓内针固定。

股骨近端：股骨颈和头行髋关节置换术（半髋关节置换、双极股骨头置换或全髋关节置换的选择取决于患者的预后）（图36-4）。

股骨粗隆间病变：使用股骨粗隆间钢板、髓内钉或大段人工假体重建。

脊柱转移[10]：对于预期寿命小于6个月的病例建议姑息治疗。对于不适合手术治疗的患者可行局部放射治疗[11, 12]（图36-5）。

神经功能损害患者有神经减压、脊柱稳定性重建和术后放疗的指征。

术后放疗会减轻疼痛、延缓病灶最终进展，并可治疗术中未彻底切除的残余肿瘤。

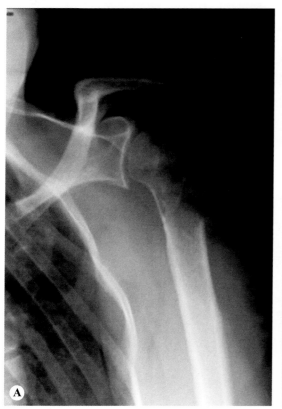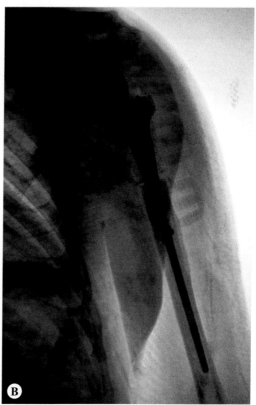

▲ 图 36-2　肩部 X 线片
A. 前列腺癌肱骨近端转移；B. 切除肱骨近端肿瘤后用反向肩关节假体重建

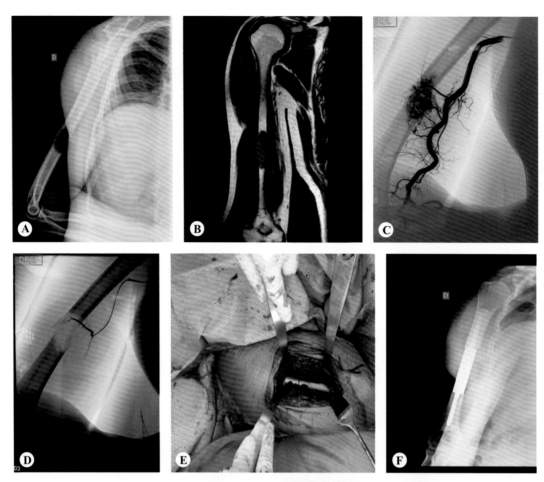

▲ 图 36-3 肾上腺样瘤肱骨转移

A. X 线片；B. MRI；C 和 D. 局部栓塞；E. 节段假体置换术；F. 术后 X 线片

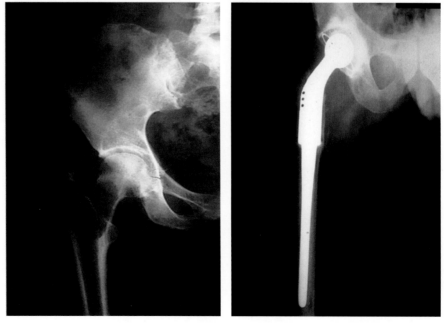

▲ 图 36-4 乳腺癌转移，切除股骨近端病灶及全髋关节大段假体置换

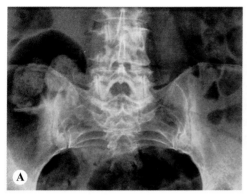
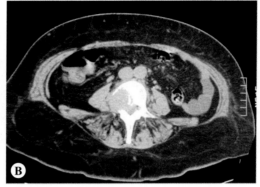
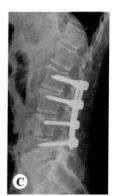

▲ 图 36-5　L₄ 转移瘤

A. 术前 X 线片示 L_4 溶骨性转移病灶；B. L_4 转移灶的 CT；C. 肿瘤的脊柱内固定

参考文献

[1] Hage WD, Aboulafia AJ, Aboulafia DM. Incidence, location, and diagnostic evaluation of metastatic bone disease. Orthop Clin North Am. 2000; 31(4): 515-528, vii.

[2] Talmadge JE, Fidler IJ. AACR centennial series: the biology of cancer metastasis: historical perspective. Cancer Res. 2010;70 (14):5649-69.

[3] Buijs JT, Van der Pluijm G. Osteotropic cancers: from primary tumor to bone. Cancer Lett. 2009;273(2):177-93.

[4] Böhm P, Huber J. The surgical treatment of bony metastases of the spine and limbs. J Bone Joint Surg Am. 2002;84(4):521-9.

[5] Coghlin C, Murray GI. Current and emerging concepts in tumor metastasis. J Pathol. 2010;222(1):1-15.

[6] Li S, Peng Y, Weinhandl ED et al. Estimated number of prevalent cases of metastatic bone disease in the US adult population. Clin Epidemiol. 2012; 4: 87-93. This study examines the prevalence of metastatic bone disease in the US population.

[7] Coleman RE. Clinical features of metastatic bone disease and risk of skeletal morbidity. Clin Cancer Res. 2006;12(20 Pt 2): 6243s-9s.

[8] Talbot M, Turcotte RE, Isler M, Normandin D, Iannuzzi D, Downer P. Function and health status in surgically treated bone metastasis. Clin Orthop Relat Res. 2005; 15(438): 215-220.

[9] Nathan SS, Healey JH, Mellano D, et al. Survival in patients operated on for pathologic fracture: Implications for end-of-life orthopedic care. J Clin Oncol. 2005;23(25):6072-82.

[10] Coleman RE. Metastatic bone disease: clinical features, pathophysiology and treatment strategies. Cancer Treat Rev. 2001;27 (3):165-76.

[11] Damron TA, Morgan H, Prakash D, Grant W, Aronowitz J, Heiner J. Critical evaluation of Mirels' rating system for impending pathologic fractures. Clin Orthop Relat Res. 2003; (Suppl 415): S201-S207.

[12] Tokuhashi Y, Matsuzaki H, Toriyama S, Kawano H, Ohsaka S. Scoring system for the pre-operative evaluation of metastatic spine tumor prognosis. Spine (Phila Pa 1976) 1990;15(11):1110-1113.

[13] Sim FH, Daugherty TW, Ivins JC. The adjunctive use of methylmethacrylate in fixation of pathological fractures. J Bone Joint Surg Am. 1974;56(1):40-8.

[14] Poitout D. Bone metastasis: medical surgical and radiological treatment. London: Springer-Verlag; 2002. Chapter 9: Specific surgeries for bone tumors.

第十一篇　骨肿瘤特有的手术方式

Specific Surgeries for Bone Tumors

第 37 章　生物力学原理在肿瘤学中的应用

Application of Biomechanic Principles to Oncology

Dominique G. Poitout　著

摘　要

在治疗骨肿瘤或转移性疾病时，生物力学至关重要。脊柱、骨盆和股骨近端肿瘤切除后一般需要重建其稳定性。同样，随着恶性肿瘤患者生存期的延长，下肢病理性骨折的预防性治疗应得到足够重视。本章将回顾治疗四肢骨骼骨肿瘤时的特殊注意事项，尤其是一些特殊部位的肿瘤。

关键词

生物力学；即将发生的骨折；骨肿瘤；手术内固定

　　恶性转移性肿瘤是最常见的骨肿瘤。骨骼经常受到转移癌的累及，长骨转移的出现可能是原发疾病的首发征象。几乎每一种恶性肿瘤都有向骨转移的能力，乳腺、前列腺、甲状腺、肺和肾肿瘤是最常见的骨转移原发病变，50%~85% 的恶性肿瘤患者在疾病的某个阶段会发生骨转移[1-3]。仅乳腺癌和前列腺癌的骨转移就占转移性骨肿瘤的 80% 以上。肿瘤细胞侵犯骨的能力与原发肿瘤的组织学和侵袭性有关。长骨是成年人红骨髓所在的位置，这种分布模式表明，骨髓内部循环的物理性质可能有助于骨转移的发展。转移的结果取决于转移的肿瘤细胞篡夺稳态机制的多重相互作用。癌细胞向重要器官转移最终导致多系统功能衰竭和死亡。

　　病理性骨折是骨受累的晚期并发症。前列腺转移瘤通常是成骨性病变，因此病理性骨折不如溶骨性的乳腺转移瘤常见。骨转移瘤并发症发生率较高，常见的包括：无法忍受的疼痛、活动障碍、病理性骨折和骨髓浸润。其中病理性骨折是转移性骨肿瘤的毁损性并发症。

　　在过去 20 年中，随着许多类型的癌症治疗方式的改进，患者的预期寿命得到显著提高，这使得骨科医师更多地参与到患者的医治工作当中。这些都大大提高了患者的生存率，也激励着我们对骨转移患者进行更积极的治疗。据估计，40% 的病理性骨折患者在骨折后至少能存活 6 个月，30% 的患者能存活 1 年以上。

　　确诊时无骨外部位转移的患者首次复发后的中位生存期约为 20 个月，根据原发癌类型的不同，其中位生存期不同：乳腺癌 25 个月，前列腺癌 40 个月，甲状腺癌 48 个月，肾癌 12 个月，肺癌 4 个月。骨转移如果对放疗和化疗无效，则其预期寿命较短。

骨的转移性破坏降低了其承重能力，最初导致骨小梁断裂和微骨折，随后导致骨完整性丧失和病理性骨折。双膦酸盐的临床试验[4]已被证明能抑制肿瘤引起的骨吸收，纠正高钙血症，减轻疼痛，减缓新的溶骨性病变和骨折的发展，最终改善患者的生活质量。尽管双膦酸盐类药物在多发性骨髓瘤和乳腺癌患者中的临床试验结果似乎很有希望，但这些药物的长期疗效尚未得到证明。

病理性骨折的发生率随着疾病持续时间的延长而增加，因此在预后相对较好的肿瘤中更容易发生。据报道，9%～29%的骨转移患者会出现病理性骨折。预防性固定的适应证尚未标准化，具体应根据病变大小、解剖位置、受累骨（负重长骨与非负重长骨）、影像学表现和原发肿瘤（肺和肾转移瘤的骨折发生率高于前列腺和乳腺）等进行个性化选择。尚没有生物力学研究将骨缺损的大小和形状与病理骨的结构强度降低联系起来。对于即将发生的病理性骨折，最常见的固定指征是疼痛加剧和骨皮质破坏（疼痛被认为是由于微骨折或肿瘤体积增加引起的骨膜牵拉）。Sim[2]建议对直径＞3cm且50%以上的骨皮质被破坏的明确溶骨性病变进行预防性固定。他们还认为对放疗无法缓解的疼痛是固定的指征。Mirels[5]制订了一个评估长骨病理性骨折风险的评分系统，该系统纳入了以下指标：病理类型、大小、部位和疼痛评分。我们发现这个评分系统很有帮助。随着更好和更早的诊断，以及先进的和不太激进的手术和内固定方式，我们建议在更多的情况下进行预防性固定。在病理性骨折前进行内固定，技术上更容易，骨折发病率也更低。

治疗的目的是预防骨折，并提供即刻稳定性和缓解疼痛，以提高生活质量。必须致力于使患者恢复到骨折前状态、缓解疼痛，早期活动和行走有利于护理及缩短住院时间（考虑到患者预期寿命较短）。实现这些目标将对患者及其家人产生积极的心理和情绪影响。这些都激励着我们对这些患者采取更积极的治疗方法。

长骨转移瘤的处理方式因患者的一般情况、病变部位、骨破坏程度和原发肿瘤类型而异。在制订最终治疗方案之前，为了评估患者的一般状况而进行全面的检查是非常重要的；对于此类重症患者的手术治疗也是安全的。转移的部位、骨破坏的程度和组织学表现也是重要的考虑因素，且有助于决定要使用的固定方式。如果无法准确预估生存期，我们认为在决定治疗时无须考虑这一点，此类患者大多能从手术治疗中受益。

一、生物力学因素

用于正常骨骨折复位和稳定的公认生物力学原则不适用于病理性骨折。在转移瘤导致的病理性骨折中，由于骨的愈合能力较差，植入物必须在较长时间内承担承重作用。如果使用传统的植入固定技术，将导致内固定失败，因此在治疗病理性骨折时应采用不同的生物力学准则。

转移瘤细胞侵犯长骨将改变骨组织的力学性能，这将降低受累骨承受正常功能负荷的能力，最终导致骨折。转移性病变引起的骨质疏松通常比X线片上表现更广泛，并会降低螺钉或髓内钉固定的强度。骨骼中矿化物破坏吸收达到50%以上时，X线片上才会出现明显的变化。

手术治疗应提供足够的稳定性，以允许即刻的完全负重。我们必须记住，这些肿瘤的治疗是姑息性的，而不是治愈性的。稳定病理性或即将发生的骨折的手术方式必须根据受累区域、骨质量和邻近软组织结构受累的情况进行个体化制订。尽管生物力学特性不同，但用于病理性骨折固定的植入装置与常规骨折治疗中使用的植入装置相似，包括切开复位、钢板螺钉内固定或髓内钉内固定、关节置换、同种异体骨移植加内固定、肿瘤切除并重建和截肢术。选择固定装置时要考虑到骨愈合会延迟或不愈合。此外，这些患者大多体质较差，身体协调能力差。鉴于上述两个因素，植入物应足够坚强。选择的植入物应个体化，以提供最佳稳定性。长骨转移瘤得到有效固定后，96% 的患者疼痛能得到良好或极好的控制 [6]。

由于同种异体骨移植在肿瘤患者的治疗中效果不佳，且治疗的目标是立即无疼痛地负重，因此这种治疗方式并不适合用于长骨转移瘤。

许多学者 [2, 7] 证实了使用甲基丙烯酸甲酯加强固定的优势。推荐用于骨水泥增强骨强度的技术流程包括以下步骤。

- 肿瘤刮除。
- 水泥填塞。
- 等待骨水泥硬化。
- 骨水泥钻孔固定。

如果使用加压螺钉（DHS 或 DCS）或髓内钉，应在水泥硬化前置入。应注意避免在骨折端之间放置骨水泥以影响骨折愈合。

使用甲基丙烯酸甲酯修复大块骨缺损可以使大多数患者立即负重。甲基丙烯酸甲酯具备良好的强度，尤其是在施加压缩负荷时，并且不受辐射或抗生素的不利影响。

术后放疗和其他不良因素会增加患者的感染率，一些学者提倡使用抗生素骨水泥。

尽管将化疗药物混合入甲基丙烯酸甲酯的有效性仍有待明确，但在丙烯酸骨水泥中添加抗肿瘤药物可能会通过药物的局部缓慢和长期释放对残留肿瘤细胞进行杀灭。这项技术联合目前的抗有丝分裂治疗可以更好地对局部肿瘤进行控制。

Wedin 等 [8] 回顾性研究 228 例长骨转移瘤患者，仅通过切除和重建、病灶内刮除或稳定治疗后，发现局部失败率为 11%，中位失败时间为 8 个月。局部失败多见于股骨干和股骨远端病变（20%）及肾癌患者（24%）。在股骨近端病变的治疗中，内固定失败率为 14%，而假体仅为 2%。失败的最重要危险因素是长期生存。

当可能需要内固定时，我们倾向于术后而不是术前放射治疗。术后放射治疗能降低局部肿瘤进展的风险，但对未进行内固定的肿瘤骨愈合有不利影响 [9]。

尽管转移瘤内固定手术经常施行，但却并非毫无风险。其手术风险包括较高的血栓栓塞和切口感染率。尽管 Peltier 等证实了内固定后肿瘤细胞可能会在局部和全身扩散及转移 [10]；但这种通过髓内钉通道引起的肿瘤播散无法超越内固定手术所带来的收益。

具有丰富血运病变的患者，如转移性肾癌，术中出血较多，应在手术前进行动脉栓塞治疗，以减少术中出血等并发症。

接受常规剂量放射治疗的患者中，骨不连的比例很高，但大多数病理性骨折经稳定内固定后，即使进行辅助放射治疗，仍能愈合。

截肢在骨转移中的适应证很少。肿瘤合并真菌和其他微生物感染（常见于被忽视的原发性骨肿瘤）及动脉闭塞较为罕见。截肢适用于手术和放射治疗未能缓解的、肢体功能丧失且疼痛剧烈的患者及有明显软组织包块导致神经血管受累的肿瘤患者。

二、股骨

股骨是转移瘤最为好发的长骨，约 50% 的病变可累及股骨近端 [11]。

治疗的目的是缓解疼痛，并使患肢尽可能恢复到病前状态。是否手术取决于肿瘤类型、位置、大小和患者的一般情况。对于病理性或即将发生的病理性股骨骨折，建议仅对预期无法耐受手术的患者进行非手术治疗，治疗包括放疗、止痛药物和外固定。

大多数病理性骨折或即将发生的股骨骨折需要手术治疗。手术应提供稳定的固定，且能即刻负重。与原发肿瘤不同，转移病变不需要被完全切除。

（一）股骨头和颈

由于股骨近端应力大，骨折愈合困难，一般建议进行关节置换术 [7, 11-14]。依据髋臼是否受累选择半髋关节置换术或全髋关节置换术。选择加长股骨柄能更好地固定股骨近端。手术应选择水泥型股骨柄。尽管肿瘤切除后假体置换存在较高的感染与脱位等并发症，但总体疗效仍优于其他内固定装置，这是因为转移瘤病灶骨愈合能力较差，而假体置换可获得即刻稳定性，并不依赖骨质的愈合。

该位置内固定装置存在较高的故障率（14%～40%），常见原因包括：初始固定不良、植入物选择不当及手术区内疾病的进展[8, 15]。

（二）股骨转子间骨折

治疗方法因内侧或外侧皮质骨受累而异（发生在小转子区域的溶骨性病变特别容易骨折）。如果骨皮质受累范围较小，我们倾向于使用加压螺钉或95°接骨板，并使用骨水泥进行加强。为了防止螺钉从股骨头切出，应在外侧皮质打开一个侧窗，通过股骨颈刮除转移病灶，在缺损处填塞骨水泥，并在水泥硬化之前放置加压螺钉。同样的技术也可被应用于股骨近端病变。从生物力学角度来看，与DHS相比，髓内固定装置（负荷分担）具有一些优势，因为更靠近压力侧，远离外侧张力侧，而且这种植入物能预防性地稳定骨的其余部分，使其稳定性更为持久。

如果转移累及股骨矩，或内固定失败，或由于肿瘤进展而无法实现稳定固定，建议使用长柄骨水泥型假体进行髋关节置换。

（三）转子下骨折

髓内固定装置（如长伽马钉）是大多数此类病变的首选治疗方法。通常不需要使用骨水泥，因为这些植入物的生物力学特性能提供稳定的内固定，从而允许即刻负重。即使肿瘤在髓腔内发生播散，这种内固定仍能稳定整个股骨。应使用尽可能大直径的髓内钉。如果转移灶破坏股骨近端，重建钉无法提供稳定的固定，或者之前的内固定失败时，需要使用骨水泥型假体进行重建。

（四）股骨干骨折

传统闭合锁定髓内钉具有良好的效果，因此临床已经很少使用4.5mm动态加压钢板加骨水泥加固这种损伤较大的手术方式。如前所述，髓内钉技术损伤小，且当疾病进展时能继续较好地稳定残余骨质。如果病灶继续进展，髓内钉无法提供稳定时，建议进行肿瘤型假体置换。

如果骨质不愈合，骨复合内固定装置最终会因应力而导致失败。

（五）髁上骨折

这是股骨转移发生率较低的部位，以及治疗技术要求最高的部位，也是术后失败率最高的骨折[8, 15]。如果有足够的残余骨量，建议使用传统的动态加压螺钉/钢板装置（DCS）或加骨水泥的锁定钢板。股骨远端假体置换术也是治疗股骨髁大量骨破坏病变的可行选择。

三、肱骨

肱骨是长骨中第二常见的肿瘤转移部位。

肱骨完全骨折比股骨或胫骨更常见，由于肱骨是非承重骨，患者在骨折之前一般没有负重性疼痛。

这些病变的治疗应旨在恢复患者的功能和缓解疼痛。与承重骨相比，保守治疗对于已发生或即将发生的病理性肱骨骨折具有更积极的意义。尽管每个患者都应进行个体化治疗，但放射治疗加支具固定均能缓解疼痛，可作为一些临终患者的标准治疗[2]。总体来说，非手术治疗疗效欠佳[17]。

如果骨破坏范围太广，其他方法无法恢复其稳定性时，则需要手术治疗。

（一）肱骨近端

通常可以保守治疗，放射治疗一般能较好地缓解疼痛。在保守治疗失败的情况下，建议进行肩部肿瘤切除并关节成形术。肱骨近端假体置换术后虽然肩关节活动度降低，但是能提供较好的稳定性，是较为可行的重建方式。

（二）肱骨干

如果患者的一般情况允许，尤其对于需要挂拐辅助行走的患者，肱骨干病理性骨折需要手术治疗。依据骨折部位及外科医师的偏好，可以选择顺行或逆行髓内钉进行固定。尽管骨水泥加强术通常没有必要，但在某些病变中，开放性肿瘤刮除术和骨水泥加强术是可行的选择。螺钉不仅能稳定骨折，且在肿瘤进展时也能起到预防骨折的作用。有些治疗中心提倡行切开复位、钢板螺钉内固定加骨水泥加强术，但这种方式会损失部分骨质，螺钉把持力会下降。因此，这项技术已被闭合髓内钉所取代[6, 7, 15]。

当大部分骨被病变破坏时，肿瘤切除加肱骨短缩和内固定是可行的选择。

（三）肱骨远端

肱骨远端转移较为罕见且难以治疗，而且这些病变对放疗的反应不如肱骨近端。手术治疗有三种选择，包括：①肿瘤切除后使用骨水泥加强的钢板和螺钉固定；②弹性髓内钉加骨水泥固定；③肘关节置换术。尽管从生物力学的角度来看，在非病理性骨折中使用双钢板技术因为具有两个相互成90°的3.5mm钢板固定，是最为稳定的结构，但是当肿瘤进展时，由于残余骨质量下降，因此使用弹性髓内钉加水泥通过后侧入路进行固定可作为首选。当关节周围组织浸润，且放射治疗失败时，骨水泥型肘关节置换术是截肢前的最后选择。据 Morrey 等[16]报道，13 例肘关节肿瘤假体置换术效果良好，其中 6 例为肱骨远端转移性病变。

四、胫骨

胫骨转移临床不常见，且发生较晚。肺癌是最常见的原发肿瘤。

与股骨不同，胫骨转移瘤可以通过放射治疗加支具固定进行适当的保守治疗。

五、外科治疗

（一）胫骨近端

这是胫骨溶骨性病变最常见的部位。

当没有关节受累时，肿瘤刮除加钢板和螺钉内固定加骨水泥加强是一个很好的选择。对于关节受累，以及先前手术治疗后肿瘤复发的患者，建议先切除肿瘤，然后进行关节假体置换，缺点是往往无法保留股四头肌伸膝功能。

（二）胫骨干

骨干部位的转移病灶对骨骼机械强度影响较大。对于周围骨质良好的孤立病变，使用肿瘤刮除并骨水泥加强术，附加钢板和螺钉固定。对于更弥漫的病变，首选髓内钉。与股骨中段处理方式不同，我们认为应通过水泥枪注入水泥，或开放性刮除和填充骨水泥以增强其稳定性。

（三）胫骨远端

关于胫骨远端转移的报道很少。胫骨远端转移的治疗的原则与胫骨近端相同，包括刮除并骨水泥和内固定。

对于膝关节或踝关节受累的转移性病例，要把握好截肢的指征。

（四）桡骨和尺骨

前臂骨转移罕见，只有 0.4% 的转移性骨病变发生在桡骨，0.2% 的转移性骨病变发生在尺骨[18]。最常见的原发灶是肺肿瘤。一般来说，髓内钉技术是治疗大多数骨干病变的推荐治疗方式。张力带钢丝技术用于尺骨近端的固定，如果骨量充足，可以使用钢板加骨水泥固定。在不严重影响肢体功能的前提下，瘤段部分切除、肢体缩短后钢板固定也是一种替代治疗方式。

锁骨、腓骨和尺骨远端部位的转移瘤可以直接切除瘤段，此类单发转移瘤段切除后预后良好，常见于肾癌骨转移。

总之，虽然临床表现可能因患者而异，但依据原发肿瘤和转移部位不同，推荐以下手术治疗方式：①股骨近端和肱骨头病理骨折，推荐使用骨水泥型假体置换；②股骨、肱骨、胫骨和前臂骨干部位的转移灶，推荐使用交锁髓内钉固定；③在其他部位（长骨的近端和远端），推荐使用内固定加骨水泥加强；④对预期寿命长的患者建议进行广泛切除。

对于大多数已经或即将发生的病理性骨折，有效的手术治疗是一种可行的选择，内固定或假体置换能提供坚强和持久的稳定性。

大多数患者术后需要辅助放射治疗，以尽量减缓疾病进展和降低内固定失败率。

参考文献

[1] O'Connor MI. Symposium: metastatic bone disease. In: Program and abstracts of the 67th annual meeting of the American Academy of Orthopedic Surgeons; 15-19 March 2000; Orlando, USA.

[2] Sim F. Diagnosis and management of metastatic bone disease: A multidisciplinary approach. New York: Raven Press; 1988.

[3] Coleman R. Skeletal complications of malignancy. Cancer. 1997;80(suppl 8):1588-94.

[4] Diel I, Solomayer E, Costa S. Reduction in new metastasis in breast cancer with adjuvant clodronate treatment. N Engl J Med. 1998;339:357-63.

[5] Mirelis H. Metastasic disease in long bones: A proposed scoring system for diagnosing impending pathologic fractures. Clin Orthop. 1989;249:256-64.

[6] Harrington K. Orthopedic surgical management of skeletal complications of malignancy. Cancer. 1997;80:1614-27.

[7] Harrington K, Sim F, Enis J, Johnson J, Dick H, Gristina A. Methylmethacrilate as an adjunt in internal fixation of pathological fractures: experience with three hundred and seventy-five cases. J Bone Joint Surg Am. 1976;58:1047-55.

[8] Wedin R, Bauer H, Wersäl P. Failures after operation for skeletal metastatic lesions of long bones. Clin Orthop. 1999;358:128-39.

[9] Janjan N. Radiation for bone metastasis. Cancer. 1997; 80:1628-44.

[10] Peltier L. Theoretical hazards in the treatment of pathological fractures by the kuntscher intramedullary nail. Surgery. 1951;29:466-72.

[11] Swanson K, Pritchard D, Sim F. Surgical treatment of metastasic disease of the femur. J Am Acad Orthop Surg. 2000;8(1):56-65.

[12] Lane J, Sculco T, Zolan S. Treatment of pathological fractures of the hip by endoprosthetic replacement. J Bone Joint Surg Am. 1980;62:954-9.

[13] Damron T, Sim F. Surgical treatment for metastatic disease of the pelvis and proximal end of the femur. ICL. 2000;49:461-70.

[14] Aaron A. Treatment of metastatic adenocarcinoma of the pelvis and the extremities: current concepts review. J Bone Joint Surg Am. 1997;79:917-32.

[15] Yazawa Y, Frassica F, Chao E, Pritchard D, Sim F, Shieves T. Metastasic bone disease: A study of the surgical treatment of 166 pathologic humeral and femoral fractures. Clin Orthop. 1990;251:213-9.

[16] Sperling J, Pritchard D, Morrey B. Total elbow arthroplasty following resection of tumors at the elbow. Clin Orthop. 2000; (in press).

[17] Lancaster J, Koman L, Gristina A. Pathologic fractures of the humerus. South Med J. 1988;81(1):52-5.

[18] Sim F, Pritchard D. Metastatic disease in the upper extremity. Clin Orthop. 1982;169:83-94.

第 38 章　骨肿瘤的辅助治疗
Adjuvant Therapy in Bone Tumors

Jaime Paulos　著

摘　要

本章介绍了如下几种肿瘤的辅助治疗技术，用于填充肿瘤刮除后的缺损或降低肿瘤的复发率。

关键词

辅助治疗；骨替代物；骨移植

对于良性或侵袭性骨肿瘤或肿瘤样病变，手术刮除后往往无法达到显微镜下无病变残留，因此需要使用一些辅助方式进行进一步治疗。

适用于以下骨骼疾病。

- 巨细胞瘤 1 期和 2 期 [1-5]。
- 动脉瘤样骨囊肿。
- 单纯性骨囊肿。
- 纤维结构不良。
- 软骨母细胞瘤。
- 低级别软骨肉瘤（因位置原因无法切除）。

可用的辅助方法如下。

- 高速磨钻。
- 异体或自体骨充分填充移植。
- 苯酚腔内灭活。
- 骨水泥 [5]。
- 液氮（冷冻疗法）。
- 骨替代物。
- 放射治疗。

高速磨钻：彻底仔细地刮除病变后，用高速小磨头辅助磨除，试图清除病变壁中可能导致病变复发的残留细胞。该技术通常与骨移植联合应用。

颗粒骨打压移植：这种方法通常有 2 个目的：可以起到降低复发率和提供骨修复支架的作用。它与其他辅助治疗一起使用，以减少复发的风险。最好的方法是从同一患者的另一个手术部位取出的块状自体移植物。因此，同种异体骨是最常见的移植物。

苯酚：广泛用于杀死残留的病变细胞。文献表明能有效降低复发率，但对于低级别软骨肉瘤效果欠佳。使用苯酚灭活时应小心保护邻近结构以避免毒性损伤。文献报道其复发率约为 10%。

骨水泥：意大利的 Campanacci 教授推荐使用骨水泥进行治疗 [1, 2, 6]，在刮除病灶后用甲基丙烯酸甲酯填充空腔。温度升高会灭活残留的瘤细胞，水泥的高强度能提供牢固的支撑，而且骨水泥周围的复发在复查时更容易被发现。如果仅刮除肿瘤，其复发率降低 15%，而使用骨水泥填充可将复发的可能性降低 50%～85%。

液氮[7, 8]：一些学者建议使用液氮灭活，但由于液氮使用时温度可降低到 –200℃，能损伤临近结构，因此必须小心。使用液氮灭活，骨巨细胞瘤的复发率仅为 2.3%。

骨替代物[9]：通常用于代替骨移植物填充残腔。借助其骨整合能力，可以有效填充骨腔。不同的替代物可基于磷酸钙或羟基磷灰石制备。一些实验室使用了低剂量辐射来降低移植物的免疫效应。

放射治疗[10, 11]：由于有诱发肉瘤的风险，因此原则上不应将其用于良性病变的治疗。但可用于无法切除的侵袭性病变的治疗。

参考文献

[1] Campanacci M, Baldini N, Boriani S. Giant cell tumor of bone. J Bone Joint Surg. 1987;69A:106-14.

[2] Campanacci M, Capanna R, Fabbri N, Betelli G. Curettage of giant cell of bone: reconstruction with subchondral grafts and cement. Chir Organi Mov. 1990; LXXV(suppl 1):212-213.

[3] Capanna R, Fabbri N, Betelli G. Curettage of giant cell tumor of bone. The effect of surgical technique and adjuvants on premises: recurrence rate. Chir Organi Mov. 1990; LXXV (suppl 1): 206.

[4] Tomeno B, Forrest M. Tumeurs à cellules géantes. In: Duparc J, editors. Tumeurs Osseuses. Paris: Expansion Scientifique Fran-çaise; 1994. p. 143-162.

[5] Babinet A. Tumeur á cellules géantes: cahier d'enseignement of Sofcot. Paris: Elsevier SAS; 2005. p. 201-19.

[6] Fraquet N, Faizon GP, Rosset BJM, Phillipeau ACD, Waast AF, Gouin AC. Traumatology orthopedics: surgery research long bones giant cells tumors: treatment curretage by cementation and cavity filling. 95(6): 402-406 (October 2009) Bone and Joint Unit, Hôtel Dieu teaching medical center, place A. Ricordeau, 44093 Nantes cedex, France B Department of Orthopedics, Hôpital Trousseau, Tours

teaching medical center, Tours, France c EA3822, Inserm U957, Bone resorption physiopathology and primary bone tumors therapy, research laboratory, Faculty of Medicine, Nantes University, Nantes, France.

[7] Malawer MM, Bickels J, Meller I, Buch RG, Henshaw RM, Kollender Y. Cryosurgery in the treatment of giant cell tumor: a long-term followup study. Washington Cancer Institute, Washington Hospital Center, Washington, D; 2010, USA. Clin Orthop Relat Res. 1999; February(359):176-88.

[8] Marcove RC, Weis RH, Vaghaiwalla MR, Pearson R, Huvos AG. Cryosurgery in the treatment of giant-cell tumors of bones: a report of 52 consecutive cases. Cancer. 1978; 41: 957-969.

[9] Mainard D. Les substitu de l'os du cartilage et du menisque. Sofcot 1990 edit. Romillat.

[10] Murray E, Werner D, Greeff E, Taylor D. Postradiation sarcoma: 20 cases and literature review. Int J Radiat Oncol Biol Phys. 1999;45:951-61.

[11] Caudell JJ, Ballo MT, Zagars GK, Lewis VO, Weber KL, Lin PP, et al. Radiotherapy in the management of giant cell tumor of bone. Int J Radiat Oncol Biol Phys. 2003;57:158-65.

第39章 骨移植重建和多孔钛合金重建
Reconstruction with Bone Graft and Porous Titanium

Dominique G. Poitout　著

摘　要

骨移植和用于重建的多孔钛合金是目前骨替代治疗的新进展。本章回顾分析了马赛组织库的历史，介绍了如何制备移植物，如不同类型的骨和软骨移植物及用于重建的多孔钛结构的内固定装置。

关键词

骨库；植骨；多孔钛；大块假体置换；多孔钛植入物

最早可以追溯到阿拉伯医师 Cosmas 和 Damien 的时代，人们试图通过移植组织来替代肿瘤切除后的缺损。

有学者尝试用动物骨进行移植，称为异种移植，其排斥反应率约为 60%。

故事是这样的：一位外科医师将一块狗的头盖骨移植到一个波兰士兵的头骨上，并牢固固定。

有报道记录了同种异体肱骨和股骨被尝试作为移植物，但疗效参差不齐，同时也报道了相当数量的败血症病例。

许多学者都试图进行过技术改进，比如我的同事 Sicard 教授，他建造了一个骨库，并就此发表了许多文章。其团队成员包括兰斯的 Yves Gerard 教授、雷恩的 Franz Langlais 教授、图卢兹的 Philippe Chiron 教授、里昂的 Bejui 教授、

波尔多的 Bonneviale 教授，以及来自布宜诺斯艾利斯的 Ottolenghi 教授、来自波士顿的 Gérard Mankin 教授和 Gary Fried-lander 教授、来自柏林的 Rudiger Von Versen 教授、来自布鲁塞尔的 Maurice Hinsenkamp 教授和 Christian Delloye 教授、来自佛罗伦萨的 Capana 教授，以及来自日本的 Moritoshi Itoman 教授、来自曼谷的 Yongjuth Vajaradul 教授等。

1975 年，我与我们医院血液中心低温生物学服务部负责人 Gisèle Novakovitch 博士进行了讨论，有意保存人体骨骼以备日后作为移植替代物使用。我们选择了一种已经用于储存白细胞的技术：低温生物学组织保存技术，即在 −196℃低温的液氮中保存。

由于不知道骨和软骨细胞在解冻后会发生哪些变化，我们对这些细胞进行了组织学研究，以

确定哪种温度曲线的下降在解冻后能使细胞的活力得到最好的保存及什么是避免细胞内液形成微晶体的最佳冷冻保护剂。

然后，我们讨论了在肿瘤、创伤和再次手术时骨重建过程中的技术流程和手术适应证。

此后，我们手术使用的骨移植物均来自马赛骨库（图 39-1），移植物不需经过二次消毒。

无论是皮质骨、松质骨还是皮质 – 松质骨，这些移植物的存活和长期整合均证实了这种技术能取得非常好的效果。

骨骼内细胞成分理论上不需要被保存，但是骨骼的骨小梁结构与软骨细胞需要被保存，软骨细胞不会被宿主细胞所取代，其产生的胶原蛋白与亲水性蛋白多糖结合是软骨成活的保证，在移植物融入骨骼后很长一段时间内，依然能起到作用。

一、储存技术

储存技术对于移植骨临床骨整合疗效至关重要。操作不当必然会导致移植组织的破坏。

我们最初选择在液氮中把异体移植物的温度保持在 –196℃，然后在低温保护剂中浸泡 4h，该保护剂旨在防止细胞内形成冰晶。

低温保护剂：我们最初测试了几款产品，但 10% 的 DMSO（二甲亚砜）由于其低分子量而能最好地渗透到细胞中，并在细胞存活方面表现出最好的结果。

10% 的 DMSO 并不能避免细胞中的微冰晶形成，但可以避免它们重新组合成宏晶，而宏晶本身会使细胞结构爆裂。

这种 DMSO 在室温下对组织是有毒的，必须冷却到 8℃ 以下才能与组织本身接触，而且必须冷藏。

如果将组织直接放在室温下的 DMSO 溶液中，会出现细胞破坏，如果是关节软骨，则会出现移植物的破坏。

DMSO 的共晶点也在 –60℃ 左右，这意味着该产品在此温度下对防止冰的大晶体形成特别有

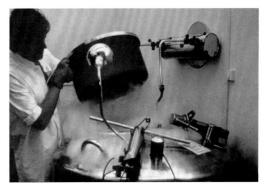
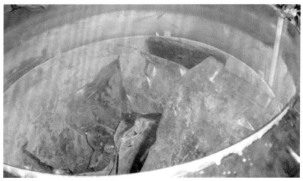
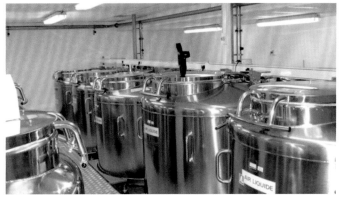

▲ 图 39-1　法国马赛市的骨库

效。事实上，即使液态水在这些低温下的数量非常少，但仍然存在，而 DMSO 的共晶点为 -60℃，这表明在这个温度以上，它不能防止液态水变成大冰晶，从而破坏细胞。

冰箱的极限温度为 -80℃，应密切监测任何可能使该产品进入临界阶段的温度上升（如开门、停电等）。

温度的下降速度也是细胞保存的一个重要因素。不能只是简单地把组织浸泡在液氮中，而是需要保护性地、逐渐地降低温度。

温度一开始缓慢下降，然后更迅速地下降。

最佳曲线如下：从 6℃ 开始每分钟下降 2℃，然后每分钟下降 5℃，直到 -140℃。

最后将异体骨放在 -150℃ 的蒸气氮中或直接放在 -196℃ 的液氮罐中。

这个温度下降程序的有效性由解冻后存活细胞的百分比来证实。研究人员按照不同的低温保护剂及不同的温度下降曲线对这些细胞进行分组，来对比软骨细胞的存活率，最终得出结论。

细胞解冻后，能够通过亚甲基蓝固定和产生新的蛋白多糖，据此体现细胞的存活能力[19]。

结果证实，使用上述方法，解冻后的活细胞百分比从 20% 上升到了 82% 以上。

解冻：同样是非常重要的一个步骤，与温度降低时相反，它必须快速进行，以使细胞能迅速恢复正常功能，并且不能形成大的冰晶。

此外，细胞需要在 40℃ 的温盐水或林格液中浸泡约 30min 以去除 DMSO，从而避免其对移植物产生的毒副作用。移植物一般可在从液氮容器中提取后的约 1h 内使用。

根据是否需要运输及使用时间，可以选择在组织库中解冻，或者在手术室中解冻。如果需要，可以使用液氮容器或装有干冰的箱子进行运输。如果预计只使用一部分移植物，那么在更换了无菌衣和手套后，可以用新的器械和一个特殊的、隔离的手术台，切割仍然冷冻着的移植物，并将不需要使用的部分移植物放回容器中，这些移植物将用于另一个患者，因为骨移植物太过于稀少和珍贵。

二、初次还是二次灭菌

长期以来，这一直是一个有争议的话题[1]。移植物必须是无菌的，因为如果有病菌，它们会随着移植物解冻被重新激活。

多器官移植物的采集是在手术室进行的，由于很少只提取单独的骨骼样本，所以有必要在骨科手术室采集这些骨骼样本。

为了防止所采集的骨样本受到污染，在其他团队完成采集后，需要将供体转移到另一个无菌手术室。

外科医师需要更换新的手术器械对采集的骨样本进行修剪和重塑，并使用碘附溶液浸泡。

对提取的每个移植物需要取样以排除其存在或潜在的感染风险。

移植物的包装：非常重要，Gambro 塑料袋被认为是目前最合适在液氮中保存各种尺寸移植物的包装物。

这种包装袋耐腐蚀、容易封存、不易释放出毒性物质、耐搬运、抗低温。其结构能容纳更多的冷冻保存液和抗生素。

为了更简易地在手术室里处理解冻后的移植物，需要使用内外 2 个无菌袋包装移植物，以便于更简单地保持内层无菌袋的无菌状态。

股骨头是松质骨的主要组织来源，收集时被保存在无菌塑料盒中，并在制备后被置于 Gambro 骨库的小袋子中。

移植物的放射灭菌：文献记载没有统一的方式可供参考。

事实上，依据法国制定的标准，为了使消毒有效，必须达到 B 或 Y 至少 2.6Mrad 的辐射剂量，而对于冷冻状态的移植物，辐射剂量要求更高。

对新鲜组织进行辐照比较简单，但需要等待达到足够的辐射剂量，而且如果让骨组织，尤其是软骨组织保持几小时甚至几天时间的良好状态是比较困难的。

否则，我们必须接受冷冻骨头，然后解冻、

辐照、重新冷冻。对于我们的食物进行这种操作令人无法接受，同样对用于人体移植的骨骼进行此类操作也无法接受。

此外，如果有学者对辐照消毒机制感兴趣的话，我们描述如下：辐照消毒是通过直接冲击或对病毒周围液体的影响来破坏其 RNA 分子或病毒的 DNA，所以需要大剂量电子或电离辐射剂量才能破坏所有病毒颗粒，尤其是细胞内的病毒颗粒。

病毒无法被完全杀灭，仅有一定的杀灭比例。尽管病毒破坏细胞的能力在增强，但增加放射剂量能起到杀灭作用，然而危险性仍然存在，辐照确实有其抑制作用以用于房间的消毒。

构成骨和软骨结构的蛋白链，以及所有的软骨细胞都将被破坏，移植物将因此变成一块死骨。

过量辐照会破坏软骨细胞，使其脱水，继而发生免疫反应，软骨表层结构破坏并迅速瓦解，最终导致骨关节炎和关节不稳定的出现。

与被单纯低温保存且没有经过二次灭菌的移植物不同，这样被处理过的移植物不能与机体进行很好的融合，而且将逐渐出现分解。

这两种类型的移植物差别很大，在质量上没有可比性。

热消毒的处理方法对于需要起到承受作用的骨骼来说并不值得推荐。

这种处理方法处理的移植物其灭菌效果毋庸置疑，但其破坏了所有细胞，且蛋白结构发生凝结及破坏。

不能在特定部位使用这种方法处理的移植物，但用这种方法处理的松质骨仅可被用于填充骨囊肿或一些小的缺损部位，或者用于诱导成骨。

此外也有一些方法被提出，但绝大多数无论是在其机械强度方面（冷冻状态下）还是在骨整合方面（陶瓷化状态），都没有被证实其有效性。

超临界二氧化碳消毒法是一种很有意义的研究，但尚没有在临床中应用。

三、手术适应证

不同特性的移植物其应用场景不同。

有一点需要强调，这些移植物的骨整合能力均较为低下，因为它们都是由死骨构成。

这些没有血管的移植骨，最多能提供一个支撑框架以利于宿主细胞的增殖。

松质骨主要用于以下情况。

- 小体积的骨缺损。
- 自体移植物不足时作为补充（Papineau）。
- 尤其是用于楔形截骨术中填充骨缺损（股骨或胫骨）。
- 无论是否行全髋置换术，作为重建髋臼缺损的填充物。

皮质骨：可能需要重建以下结构。

- 椎体，尤其是需要使用股骨颈作为重建物时。
  - 用一段管状骨重建创伤性骨缺损。
  - 长骨的近端或远端或多或少的重要的一部分创伤性缺损。
- （股骨、胫骨、肱骨……）。

皮质 - 松质骨混合移植。

- 对于重建非常重要。
- 髋臼大部分被破坏时作为重建物。
- 双侧髂骨翼为常用的皮质 - 松质移植物。
- 可以保留关节软骨情况下重建长骨的骨骺和干骺端。

骨软骨移植：多被用于金属假体的替代移植物，也可用于以下情况。

- 软骨移植最常被用于膝关节以修复或多或少的骨软骨缺损。近些年，在股骨髁、滑车或胫骨平台骨折中使用软骨移植重建表现出了非常好的远期效果。
- 在髋臼病变中，使用或大或小体积的骨软骨进行移植重建，能避免使用金属假体，且匹配良好，在临床和影像学上均没有出现骨关节炎的征象[2-4]。
- 在胫骨 pilon 骨折中应用也能取得良好的疗效。但在上肢的关节，由于移植后没有得到有效应力，而且有发生关节松弛的可能，往往导致疗效欠佳。

关节囊、韧带和肌腱移植物：这些移植物由于无法得到有效的血运重建，最终会出现坏死或弹性下降。

事实上，包含关节囊或韧带的移植物在移植后短期内能再重建到受体的骨骼或韧带上，在最初的数月内能为关节提供良好的稳定性。

但由于缺乏血管，或出现坏死肿胀，会逐渐出现关节松弛，关节软骨也会随着关节功能的异常而出现改变。

唯一例外的似乎是髌腱，它牢固地附着在胫骨结节上，从而能够在受体的伸肌装置上进行强有力的缝合。

如果可能的话，自体的韧带或关节囊当然要比同种异体骨自带的韧带或关节囊更容易重新附着在受体的组织上。

保留的肌腱往往无法单独提供足够的机械强度。

因此在使用韧带、肌腱或关节囊重建时，有必要在其两端使用人工韧带进行重叠加强，即使人工韧带很可能在重建后 5 年内损坏，但是却能够保护重建组织的血管再生和韧性。

四、骨整合的条件

评估骨移植的疗效时，需要研究骨整合的方式，评估移植物与受体间的接触及稳定性及软组织条件等因素。

如果骨端间不能有良好的接触，那么局部将不会愈合。

如果骨的截面能完美的契合，那么髓内钉（假体的尾端）或加压钢板能够提供最好的固定。

如果移植体的某个区域没有钉子或钢板的保护，那么移植体与骨－钢板交界处经常会发生断裂。

如果必须移植冷冻的骨软骨移植物（图 39-2），为了实现融合，需要提供良好的血液供应。

松质骨由于其内部疏松的结构能减少血管及宿主细胞进入其内部的时间，因此愈合时间较短。

经常谈到的并发症（移植物骨折、不愈合、吸收等）其实跟植骨不充分或植骨不当有关。移植物往往最终起不到任何作用！

五、结果

移植组织：骨移植物。免疫学：只有骨的结构被移植。骨髓细胞已经或者即将被破坏。但这并不意味着不会发生炎症反应或排斥反应。

统计发现约 9% 的病例会发生炎症或排斥反应，尤其是在大量组织（包括滑膜或关节囊和韧带）被移植的病例中（略少）。

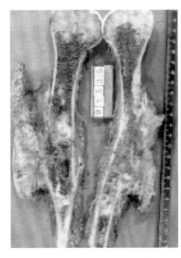 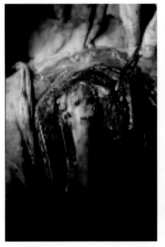 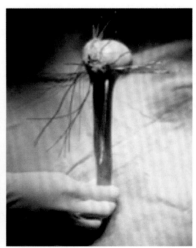

▲ 图 39-2 肱骨软骨肉瘤，使用骨软骨移植物进行重建

这种免疫排斥现象需要与感染相鉴别。反应产生大量浆液性渗出物，甚至使皮肤出现破溃。

伴随着移植物的吸收，这种渗出会增多。

分泌物做细菌培养时往往能发现切口相关微生物，但深处往往并无感染，且液体中含有 HLA 非特异性免疫群。

使用治疗肉瘤的一些化疗药物可以抑制这种炎性反应。

生物学：移植骨解冻并被固定到宿主骨后，宿主骨会与移植骨进行骨融合，周围良好的软组织条件能提供血运并促进融合。

最终其融合部位将逐渐模糊。在 89.8% 的病例中能观察到这种现象。

事实上，移植物的血管化来源于邻近肌肉组织，这些微血管能直接垂直地进入皮质骨的表层。

移植骨周围会形成一圈假膜。如果我们想要把骨修复材料去除，它仍然能在其周围进行包裹。

这个概念对于解释特定肌肉在移植物上的再附着很有帮助（如臀中肌）。

肌肉再附着后通过消除假体周围残腔，能增加存在于关节的假体与其骨内尾端间的力臂。

假体干松动比较少见：只有 1.2%，而且并没有出现假体断裂的情况。

生物力学：当使用冷冻的骨头时，即使在解冻后，它们也比正常的骨头更坚硬，但质地更脆（110%～125%），因此在扩髓安装髓内钉或钻孔时应格外小心。

安装髓内钉或假体柄时应保持与库存骨之间较低的摩擦力，以避免粗暴地使其骨折。

在使用库存骨重建假体时，似乎有必要使用骨水泥把假体固定于库存骨和受体骨中。

使用羟基磷灰石涂层假体而不使用骨水泥黏合是一种错误的方式，因为骨的髓内部分并不会再血管化，因此在相当一段时间内假体是不可能与死骨进行固定的。

骨移植后的 8～18 个月，宿主血管会逐渐长入异体骨，此时异体骨强度会随之下降，因此建议患者扶拐辅助行走。

在移植后的两年内，异体骨才开始很好地融入宿主骨中。然而，这种整合在很长一段时间内都是不牢固的。完全整合可能需要长达 5 年的时间。

有学者报道，异体骨会在移植的几年后出现吸收（特别是骨盆），基本上都是之前进行过辐照灭菌或加热灭菌的异体骨。

这些结构被破坏的移植物不能够承受施加到它们上的负荷，并且不给宿主细胞重建到相当于正常骨骼那样的坚固结构的机会。

这一发现也使我们坚定了选择在液氮中保存异体骨而不进行二次灭菌的方式。

六、软骨移植

（一）免疫学

软骨移植成活的前提条件是其细胞没有被破坏，其亲水性蛋白多糖被保留，因为蛋白多糖能降低软骨表面孔隙的大小，防止具有免疫能力的巨球蛋白渗透到该软骨中并破坏软骨细胞。

由于软骨是无血管的，因此它不会诱发任何排斥的免疫反应。

生物学：其存活不需要血管，而且软骨内的软骨细胞能不停地持续代谢几百年，其防护结构和机械性是相当惊人的。

我们采用的方法可以使约 80% 的细胞存活，从而获得满意的软骨厚度。

软骨移植后我们在进行活检时发现移植的软骨中含有的细胞仍是最初移植的细胞，因为宿主细胞无法通过血管等途径进入移植软骨内。

生物力学：年轻患者的正常软骨其表面含有的糖胺聚糖能够锁紧大量水分子。

因此移植物必须保持完整才能发挥其最佳作用。

软骨移植后也应保持其原有的生物力学关系，如果关节出现松弛或应力不够，那么软骨会加速蜕变。

为避免关节松弛，应使用人工韧带加强关节稳定性。

统计发现对于 97.4% 以上的病例，孤立的软骨移植和部分骨软骨移植都能取得良好的临床疗效（如股骨髁部、腕部、胫骨平台部位的移植）。

对关节的一部分进行全层移植后其临床疗效取决于关节的稳定性。

关节稳定性良好的情况下，96% 的病例预后良好。

如果无法保留关节囊或自体韧带，采取半关节移植，再重建关节内韧带，只有 58% 的病例能取得良好疗效。

如果术后骨质已愈合，但是关节不稳定，我们对其中 87% 以上的患者再次手术重建韧带并稳定关节。

对于上肢（如肩部、肘部）的移植，只有个别病例取得了良好的疗效，关节脱位是最常见的并发症，有些二期进行了关节置换术或截肢手术。

进行髋关节的半关节移植时需要选择使用尺寸匹配的股骨头，效果良好。

我们进行了 11 例股骨近端的异体移植，选择尺寸匹配的股骨头，术后患者疼痛症状明显缓解，无软骨磨损及骨折等并发症出现。

（二）并发症

不考虑原发疾病相关并发症，85% 的病例骨整合取得了满意的疗效。

免疫学：在使用移植物的病例中极少有不存在免疫反应的情况（9%）。经常表现为严重的骨周围的浆液性渗出，尤其是在出现皮肤窦道的情况下，经常被认为是出现了感染，但这往往并不是感染，我们仅仅给予了免疫抑制药进行治疗。

脓毒症：在免疫反应出现时，感染并不常见。

移植物骨折和假关节：在大面积软组织切除重建并金属假体重建的病例中出现（约 2.4% 病例）。

移植物的骨折和不愈合，归因于固定不牢靠或不合适的材料（2% 病例）。

骨关节炎和关节破坏：如果关节得到稳定的重建，韧带良好且不松弛，那么关节软骨能维持其正常厚度和功能；否则将导致其过度受压并加速破坏，出现骨关节炎。

由于移植的骨骼缺乏神经支配，这种骨关节炎往往没有明显疼痛症状的出现。

在严重的关节炎病变时，骨骼虽然没有神经支配，但关节的其他附属结构有神经支配，如邻近的软组织、关节囊、韧带、肌肉、肌腱、皮下组织和皮肤等，这些则能让患者感受到关节炎带来的疼痛。

如果关节严重破坏，发生在下肢常常需要假体置换（78%）。肘部常常（92%）出现关节脱位，有时治疗效果良好，无须进行后续治疗。

使用同种异体韧带进行全关节置换的病例，如果出现韧带断裂，则在短期内需要进行全关节置换。

然而如果部分移植物与受体再附着、愈合良好，则仍能起到良好的作用。

感染病理学：一旦出现感染，需要对感染坏死组织进行彻底清创，金属植入物也需要被取出。

术后往往需要对患肢进行数月的牵引，因此需要患者的积极配合。

我们不建议使用抗生素骨水泥作为间隔物，因为其可能成为体内细菌附着的异物，使感染持续存在。

依据一项大样本研究，当感染得到控制后，需要大块假体重建或大量异体骨移植。

另外，由于周围肌肉筋膜的挛缩导致假体安装困难，则需要安装临时假体并持续牵引以恢复间隙，利于下次更换假体。

适应证：当出现较为严重的缺损时，我们有几个机会重建骨骼，要么在完成骨肿瘤切除后，要么重建创伤或术后组织的缺损：

当使用髓内钉或更为常见的外固定架后，会

出现一种膜（诱导膜）。它适用于当自体或异体移植物不足时（不超过 50%）。这种技术几年前开始应用，治疗过程相对较为漫长，需要医患付出较大耐心。

这种技术能避免一些截肢手术，但术后功能欠佳，有时甚至影响行走。

带血管蒂的自体移植物（带血管的腓骨或髂骨）在修复重要部位骨缺损的应用中，尤其在儿童患者中，能取得非常好的效果。这些带血运的骨骼能较好地整合并随着受体骨的生长而生长。但也存在因过早无保护性负重而导致骨折的风险。

当创伤导致成人一些重要部位的缺损时，大块移植显得很重要。首先需要使用带血运的肌皮瓣覆盖软组织缺损，进行血管吻合。然后，当皮瓣成活后（3 个月后），局部需要使用髓内钉固定大块移植物，并附加 1~2 块钢板以促进局部移植物的血供重建。

肿瘤切除术后进行骨重建[1, 5-11] 或多次手术期间，必须首先精确匹配移植物（或多孔钛合金假体）并牢固固定，以保证患者能尽快完全负重行走。

七、讨论

不同的学者会使用不同的移植技术，移植物的获取和处理、保存方式不同也导致了移植物有所差别。

经过冻干、辐照、加热或冷冻处理后的移植物确实是不一样的。

如果移植物在室温下冷冻，没有冷冻剂，温度没有逐渐下降，没有抗生素的保护，在没有预防措施的情况下解冻，其应用后疗效一定有所差别。

在这些技术和流程均不同的情况下应用就无法进行疗效的对比研究。另外如果移植骨与宿主骨接触不良、内固定不牢靠，最终会导致成骨不良甚至骨折或内固定断裂。

再次强调，如果没有无菌预防措施，则移植物很可能出现感染。

这些治疗方法对病理学是一个不小的贡献。目前并没有其他的可供选择的替代物来修复重要部位的缺损；并不能像大块金属假体那样能取代大量移植物。

这些移植物能完美地修复骨缺损，并能尽早恢复患者行走功能，临床疗效良好。

此外，这些程序实施难度大，花费高，在一些移植机构变得有利可图，然而其费用相较金属假体降低了约 10 倍。

值得注意的是，虽然对有些患者来说上肢关节移植后功能较为满意，但因为术后缺乏足够的应力，因此手术 2~3 年后，相应的并发症会逐渐出现。

我们应该关注保存和冷冻移植物方法。

当我们谈论到移植物的结局和预后时，我们应该牢记它们的个体化应用环境，其结果应当与拟治疗患者的其他的技术相比较。

下肢的异体移植物匹配良好，往往效果良好。

进行全关节移植时，由于韧带和关节囊的整合性差、机械强度不足，关节稳定性会下降，会导致关节软骨不稳定或蜕变加速，但此时可以进行关节表面置换。

关于半月板异体移植和神经异体移植，我们因为经验不足暂不做讨论。

八、多孔钛合金假体

然而，发展使用异体移植技术的最大的障碍无疑是获取困难。

因此，我们进行了一系列金属假体的研发。

多孔钛能完美地仿生骨骼内部结构，且其外形能做到解剖学重建。

阿德勒-利马等公司研发了骨盆假体，髋臼、股骨、膝关节或简单的干骺端假体（图 39-3）。

假体孔径大小是根据外科医师的需求结合患者对侧骨结构进行生产的。

目的是像大量移植物那样被用于重建（尤其

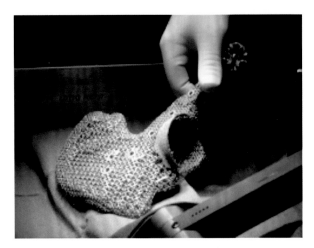

▲ 图 39-3　多孔钛合金的半骨盆

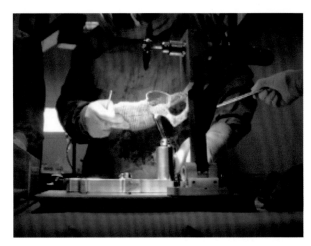

▲ 图 39-4　多孔钛合金假体的术中制备工作

适用于需要重建半骨盆或髋臼的情况下）缺损，也就是说，手术截骨后，在手术室内多孔钛合金金属假体能进行解剖学重建（图 39-4）。

多孔钛非常容易用金刚石圆盘锯切割，其多孔性使假体可以通过钉在受体骨上的螺钉或钢板固定在受体骨上。

钛孔内填充了从同侧股骨或胫骨上采集的自体骨。这种组织包括骨形成的间充质干细胞，能在钛结构内迅速重建骨（图 39-5）。

由于这些假体的构型，其强度与皮质骨的强度相当，这一点已被生物力学研究所证实，这使得患者能早期负重（术后 3～5 天）。

在已经完成的 20 个临床病例中（特别是在骨盆），其中 1 例出现了因设计缺陷导致的机械故障，其余病例均能完美地与宿主骨融合。

此类假体较为昂贵，主要应用在骨肿瘤手术中，软组织则无法很好地与假体进行整合。

小结

这些多孔钛合金假体能作为异体骨的替代，定制后在手术室内能现场成型，属于解剖学重建，短期即刻效果良好。

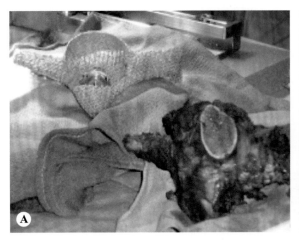

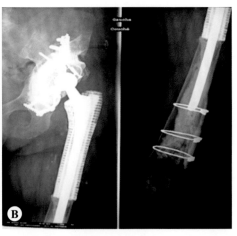

▲ 图 39-5　A. 多孔钛合金假体；B. 髋关节和股骨近端与骨水泥固定的假体

参考文献

[1] Jeys LM, Kulkarni A, Grimer RJ, Carter SR, Tillman RM, Abudu A. Endoprosthetic reconstruction for the treatment of musculoskeletal tumors of the appendicular skeleton and pelvis. J Bone Joint Surg Am. 2008;90(6):1265-71.

[2] Simon MA, Springfield D, Conrad EU, et al. Surgery for bone and soft-tissue tumors. Philadelphia, PA: Lippincott-Raven; 1998.

[3] Avedian RS, Haydon RC, Peabody TD. Multiplanar osteotomy with limited wide margins: a tissue preserving surgical technique for high-grade bone sarcomas. Clin Orthop Relat Res. 2010;468 (10):2754-64.

[4] Enneking WF, Dunham WK. Resection and reconstruction for primary neoplasms involving the innominate bone. J Bone Joint Surg Am. 1978;60(6):731-46.

[5] Donati D, Di Bella C, Frisoni T, Cevolani L, DeGroot H. Alloprosthetic composite is a suitable reconstruction after periacetabular tumor resection. Clin Orthop Relat Res. 2011;469 (5):1450-8.

[6] Ueda T, Kakunaga S, Takenaka S, Araki N, Yoshikawa H. Constrained total hip megaprosthesis for primary periacetabular tumors. Clin Orthop Relat Res. 2013; 471(3): 741-9.

[7] Bell RS, Davis AM, Wunder JS, Buconjic T, McGoveran B, Gross AE. Allograft reconstruction of the acetabulum after resection of stage-IIB sarcoma: Intermediate-term results. J Bone Joint Surg Am. 1997; 79(11):1663-1674.

[8] Aponte-Tinao L, Farfalli GL, Ritacco LE, Ayerza MA, Muscolo DL. Intercalary femur allografts are an acceptable alternative after tumor resection. Clin Orthop Relat Res. 2012;470(3):728-34.

[9] Raskin KA, Hornicek F. Allograft reconstruction in malignant bone tumors: indications and limits. Recent Results Cancer Res. 2009;179:51-8.

[10] Jamshidi K, Mazhar FN, Masdari Z. Reconstruction of distal fibula with osteoarticular allograft after tumor resection. Foot Ankle Surg. 2013;19(1):31-5.

[11] Langlais F(1991). In: Limb salvage: major reconstructions in oncologic and nontumoral conditions 5th international symposium, St. Malo ISOLS-GETO. Berlin: Springer-Verlag; 1991.

[12] Poitout D. Biomechanics and biomaterials in orthopedics. London: Springer-Verlag; 2016.

第40章 骶骨外科学

Sacral Surgery

Peter Rose 著

摘 要

骶骨切除术用于治疗骶骨恶性肿瘤。本章列举了其适应证和禁忌证，描述了术前计划和前、后入路手术的详细步骤，详细介绍了作者首选的用于重建脊柱骨盆连续性的教堂式结构重建技术。最后，介绍了术后护理和结果分析。

关键词

骶骨肿瘤；骶骨切除术；教堂式结构重建技术

骶骨肿瘤切除术是治疗许多原发恶性骶骨肿瘤的一种必要方法。因为此部位肿瘤邻近神经、血管和内脏（特别是直肠），因此较难实现肿瘤的广泛切除，使得此部位的手术往往较为困难和具有挑战性。高位骶骨肿瘤切除后因破坏了脊柱骨盆的连续性，可能需要进行重建。

本章将介绍骶骨整块切除技术。所描述的技术可以适用于骶骨良性肿瘤的微创/囊内切除术。

一、适应证

骶骨切除术适用于治疗没有远处转移迹象的原发性骶骨恶性肿瘤，这是一种治愈性手术方式。少数情况下适用于难治性、侵袭性良性肿瘤（如复发性骶骨巨细胞瘤）的患者，或者骶骨受盆腔内脏器肿瘤侵犯且没有远处转移的患者，如原发或复发性结直肠癌侵犯骶骨而无淋巴结或远

隔转移的患者。

二、禁忌证

无法获得广泛的肿瘤切除边缘是骶骨切除术的一个禁忌证。骶骨肿瘤往往需要广泛切除才可能治愈，如果不能做广泛的切除，这种较大创伤的手术方式的合理性和肿瘤学获益就很难得到证实。也就是说，为了实现骶骨肿瘤的整块切除，甚至需要同时对直肠、骨盆、泌尿生殖器和血管进行整体切除。

如果存在远隔转移，则是骶骨肿瘤整块切除的重要相对禁忌证，除极少数罕见情况，此类患者很难得到根治，一般采取姑息治疗方法。

患者对该手术缺乏接受度是骶骨切除术的常见禁忌证。根据神经系统切除的程度，骶骨切除后面临着肠道、膀胱功能及性功能甚至下肢活动

的丧失。许多患者考虑到对其生活质量的影响，而对如此激进的手术犹豫不决。

最后，手术患者的健康状况是进行骶骨肿瘤手术的一个重要考虑因素。患者的营养状态通常会因其恶性肿瘤的存在，以及肿瘤影响下消化道的功能而受损。中性粒细胞减少症常见于正在接受化疗的患者，必须在术前予以纠正。最后，手术的风险如此之大，以至于心血管功能是术前评估的一个重要内容。在作者工作的机构，对于任何既往有心血管疾病史、40岁以上男性和50岁以上女性且需要接受高位或全骶骨切除术的患者来说，需要进行多巴酚丁胺负荷超声心动图或等效检查。

三、术前评估

术前评估开始于对病变侵犯系统范围的确定。评估骶骨恶性肿瘤分期，需要结合包括胸部、腹部和盆腔的CT和肿瘤本身的MRI及全身核素骨扫描。

正电子发射断层扫描（PET）在恶性肿瘤患者分期中的应用是目前的热点。但在我们机构并不经常应用，因为对于许多需要骶骨切除手术的脊索瘤或软组织肉瘤患者，使用PET目前在评估这些疾病过程中的效果还没有得到验证。

如果检查发现疾病仅局限于骶骨，则应进行活检。活检最好在CT引导下进行，穿刺点选择中线或近中线位置，使用粗针进行穿刺取组织活检。穿刺活检应由最终做切除手术的外科医师指导进行，因为穿刺术能影响最终手术后的功能和肿瘤学预后。活检应取到合适的标本，同时尽量避免软组织和硬膜的污染以降低肿瘤扩散的风险。

病理明确后应开始必要的辅助治疗。骶骨切除术中常见肿瘤类型包括脊索瘤、软骨肉瘤和骨肉瘤。目前，化疗在治疗脊索瘤和软骨肉瘤方面的作用尚未明确；传统的放疗在这些肿瘤治疗中的作用同样不明确[1]。质子束治疗在骶骨恶性肿瘤的治疗中可能有一定的作用，但是，这种作

用还在观察之中，而且在不同的机构之间也有差异。

应用增强磁共振扫描对肿瘤局部进行评估。应扫描水平位、矢状位和斜冠状位3个平面获得成像，斜冠状位对于骶孔能较好地成像。CT血管造影用于评估血管受累程度（图40-1）。

如上所述，患者要接受详尽的术前检查以明确手术适应证。所有患者在术前都要完成肠道准备，以尽量降低直肠内容物或手术时不慎进入直肠所造成的污染程度。

四、术前计划

骶骨肿瘤切除的骨性边缘要求至少1cm以上，软组织边界需要在包绕肿瘤的筋膜外进行。穿刺活检通道应一并切除，这就体现了穿刺活检部位及操作的重要性。

如果没有直肠受累，只要术前影像学显示臀部血管通畅，就可以从后入路切除位于$S_2 \sim S_3$椎间盘的肿瘤（意味着通过S_2神经孔水平进行截骨）。切除后不需要骨重建，但需软组织肌瓣封闭覆盖后方缺损。单纯后入路手术采用双侧臀部V-Y推进皮瓣修复。

高于S_2神经孔水平的骶骨切除术，或需要对盆腔内脏进行整体切除的情况下，通过前后入路联合手术。前入路用于分离脏器、结扎前方血管、骨盆前部截骨及必要时获取带血管蒂腹直肌瓣。

如果手术需切除结直肠，其功能受限可以预见，因此需要在骶骨肿瘤切除术前进行腹壁结肠造瘘。

术后48h方可进行后入路肿瘤切除术，并如前所述进行脊柱骨盆重建。软组织缺损需要使用从前方转移来的腹直肌瓣进行修复[4]。

除非直肠血运被完全阻断，否则前、后入路手术间隔需要在48h以后。当需要进行脊柱骨盆重建时（下文所述），对绝大部分患者会使用同种异体腓骨作为移植物。如果术前已经进行了放疗，则选择使用自体带血管蒂的腓骨进行移植重

建。这也大大增加了手术的复杂程度。

在接受前入路手术的患者中，要放置双侧输尿管外支架，以降低输尿管损伤的风险。对于只接受后入路切除的患者，术前应考虑放置下腔静脉滤器。术后 4~6 个月，当患者下肢活动功能良好时，可取出过滤器装置。

所有患者在手术后都会被送到重症监护室。大多数患者在做完前入路手术后可以拔管，另外一些患者，由于手术时间长、创伤大或俯卧位导致气道水肿，因此无法即刻拔管。我们不对肿瘤进行常规术前栓塞，而是在肿瘤整块切除手术中分离结扎肿瘤的滋养血管。

五、外科手术技术：前入路手术

术前应建立可靠的血管输液通路。前入路手术应放置双侧输尿管支架。手术取仰卧位，必要时需进行骶骨侧位透视。

取腹部正中切口，经腹膜入路，在安全平面横行切除受累结肠并造瘘，分离结扎骶正中动脉和髂内动脉。探查静脉内有无瘤栓，如果发现栓子应切开取栓送术中病理活检，若无瘤栓则手术继续进行，证实瘤栓后表明已存在转移，应终止手术。根据我们的经验，如果在胃下静脉发现瘤栓则预示着患者转移性病灶会不可避免地快速进展。

血管和内脏处理完成后，开始进行前入路骶

骨和骨盆的截骨。依据直接触诊骶骨岬和骶髂关节/坐骨切迹进行定位。解剖标志不明确的情况下可以进行侧位透视辅助定位。

在术前规划的平面进行髂骨截骨，髂骨的截骨通常能从前入路完成；前入路进行骶骨截骨时应仅截单侧骨皮质以免损伤硬膜囊，其难度较大。推荐使用高速磨钻进行截骨，一方面减少对软组织的损伤，同时还能起到灼烧骨骼的作用。

前入路手术时局部放置一枚单侧骨皮质小螺钉进行标记，透视下能显示前方截骨所达到的平面，以便在后方截骨时能与前方截骨到达同一平面（图 40-1）。

同样，在前入路处理完血管和内脏后，可以在骶骨肿瘤与血管之间放置一片硅片作为标记，在进行后入路手术时能避免损伤前方结构，最后取出硅片，使用前方预先分离的肌肉瓣组织填塞肿瘤切除后的缺损。在极少数情况下，如果预计会有非常大的软组织缺损，则可以使用体积稍大的经腹直肌横行皮瓣。

必要时可使用标准术式进行结肠造瘘。

上述的可回收下腔静脉滤器可在前入路术后第 2 天植入。后入路手术需在前入路手术完成48h 后进行以给予患者足够恢复时间。

六、外科手术技术：后入路手术

患者俯卧在带有 Wilson 框架的可透视

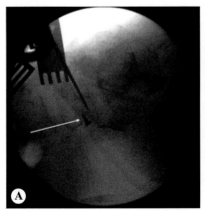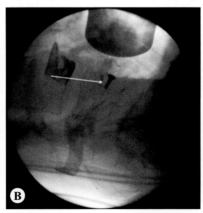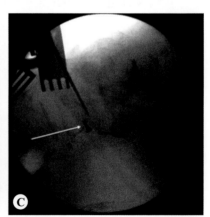

▲ 图 40-1　A. 前入路截骨；B. 前部标记螺钉；C. 标记螺钉

Jackson 手术台上，骶骨置于术区，臀部后凸。Gardner Wells 钳固定颅骨，悬吊牵引力为 15 磅（6.804kg）。缝合肛门。手术区域的准备和覆盖范围很广，可以根据术中需要使用臀大肌前移皮瓣和腓骨或腓肠神经。在手术过程中，患者处于最大反向 Trendelenburg 位（垂头仰卧位），以最大限度地降低眼压（图 40-2）。

于后正中绕活检道做切口。可供选择的切口包括"倒 Y"形切口（"奔驰车标"）或横向切口。这些替代切口的优点是避免了直接靠近肛门；然而，"倒 Y"形切口可能会使活检道的切除变得困难，并且在其尖端经常会出现伤口裂开。同样地，横向切口也可能会使活检道的切除变得困难，并且在需要脊柱骨盆重建的情况下，不能顺着脊柱进行切口延长。

剥离时要确保避免进入包绕肿瘤的筋膜内。根据解剖学标志和从近端向远端的透视进行定位。刚开始时就进行定位以避免手术无意中进入肿瘤组织内部也同样重要。如果前入路手术中放置了标记螺钉，那么通过透视则很容易发现并定位。骶髂关节最远端一般位于 $S_2 \sim S_3$ 神经孔。

骶骨或脊柱最低点明确后，需开始进行骶骨侧方分离。尽量保留臀上血管，以保障臀大肌瓣血运。解剖并切断梨状肌、尾骨肌及骶棘韧带和骶结节韧带。如果能保留 S_2、S_3 或 S_4 神经根中的任何一个，则应尽可能保留阴部神经以最大限度地提高术后肠道、膀胱和性功能。

肿瘤侧方边界并不总是有明确的筋膜包裹，软组织边界应至少保留 2cm 以上。

侧方剥离后需在骶骨或脊柱安全边界以外进行椎板切除。保护需要保留的神经根，横断其他神经根。若需在硬膜囊水平横断，则应给予粗丝线进行双重结扎。

然后进行骶骨近端的截骨。此时定位很关键，以避免无意中侵入肿瘤组织。定位方法是通过解剖标志和透视相结合。

我们倾向于使用磨钻和椎板咬骨钳在此处进行较为精细的截骨。截骨完成后，在把肿瘤从近端向远端分离时需要注意保护残留神经根。依据肿瘤侵犯范围决定是否保留直肠。对于直肠和肛门可以保留在患者体内的肿瘤，最终切除肛门尾骨韧带，对于需要牺牲这些结构的肿瘤，则应随肿瘤一并切除（图 40-3）。

切除后的标本需进行 X 线片评估及切缘病理分析，再次评估确保切除边界在计划范围内。完成以后，通过使用从前入路手术中游离出的纵向腹直肌皮瓣，或使用 AlloDerm 补片或类似的网状物及双侧臀肌前移皮瓣来重建腹后壁。

丝线缝合切口。在缝合后的切口上使用无菌伤口闭合装置来最大限度地减小切口张力和降低感染率。

七、脊柱骨盆重建技术

生物力学研究和临床经验表明，在 S_1 神经孔水平或更高位置进行截骨后的患者，将受益于进行脊柱骨盆的重建。在接受全骶骨切除术或更大

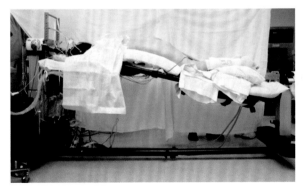
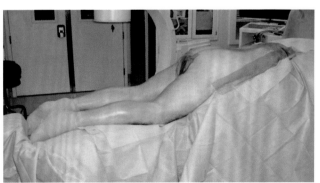

▲ 图 40-2　俯卧位

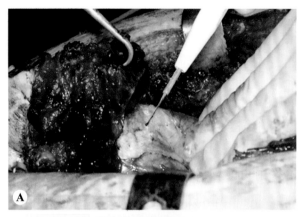

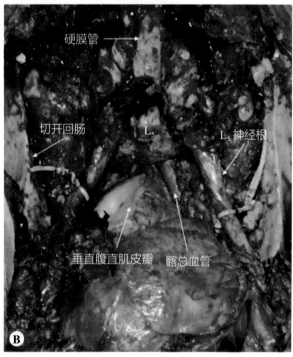

▲ 图 40-3　后入路手术

A. 肿瘤分离；B. 骶骨截骨术，神经根得到保留和保护

手术的患者中，其脊柱骨盆连续性中断；在接受骶骨肿瘤切除术后仅保留少量 S_1 椎体的患者中，其剩余结构不足以承重，容易导致骨折。

我们首选的重建方法是"教堂结构式重建技术"[2]。使用双侧自体或同种异体骨段连接重建残留的椎体残端和髋臼（图 40-4）。

在准备进行脊柱骨盆重建时，将手术台上的 Wilson 架放平，以恢复适当的腰椎前凸。腰椎螺钉应至少固定 3 个节段，建议使用粗长螺钉进行固定，甚至可以使螺钉穿透椎体的双侧骨皮质。

由于骶骨切除后脊柱前方的暴露，外科医师可以将手放置在椎体前方，以确保安全地进行经双侧骨皮质置钉。

然后在双侧髂骨翼置钉。理想情况下双侧各置入 2 枚螺钉。腓骨放置对接在坚硬的髋臼上方。如果骨盆切除范围较大，也可以安放在坐骨上。但坐骨位置靠后，距离较远，所以如果髋臼区域可用应作为首选。

完成上述操作后，腓骨作为支柱就可以横跨在骨盆和脊柱之间。腓骨移植物将骨盆和脊柱连接在了一起。安装 4 根连接杆（双侧各 2 根）以将连接杆断裂导致的灾难性风险降至最低。

重建操作中必须使重建物被压紧以便牢固连接，而保留的最低位神经根很容易发生撕脱损伤。脊柱骨盆间隙还可以植入大量同种异体骨。在肿瘤切除手术中我们并不常规使用促骨形成蛋白。

八、术后护理

患者术后转到重症监护室，使用特殊的空气悬浮式床垫。床头尽可能抬高以避免误吸并方便拔管。

拔管后需要在患者能耐受的程度下活动。使用 ROHO 坐垫以分散骶骨切口压力。最初每日坐 3~4 次，每次仅 20~30min，随着生理状态恢复和切口外观情况的耐受可逐渐增加次数和时间。

保持切口封闭状态，以降低切口周围的污染风险。术后 2 周内，每 4~5 天换一次药。如果不再进行二次手术则拆除输尿管支架。术后出血风险降低后开始使用低分子量肝素预防静脉血栓。术后 4~6 个月，可取出下腔静脉滤器。

手术前后 24h 内使用抗生素预防感染。首选第一代头孢菌素。如果在手术时进入腹腔，则需在围手术期单次使用头孢曲松，其具有更好的血脑屏障渗透性。引流管在术后 72~96h 内拔除，引流量较多的情况下可以延迟拔管时间。

对于接受 L_3 或更高水平切除术的患者，术后有发生乳糜腹水的风险。此类患者应接受肠外

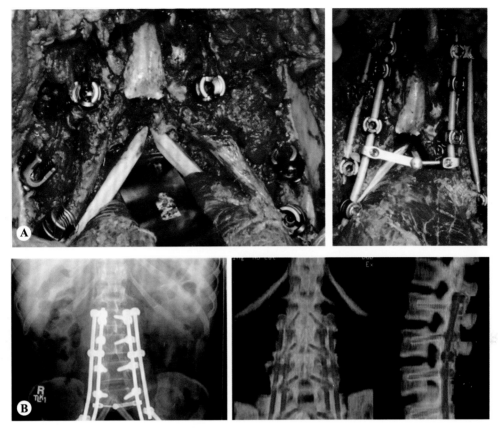

▲ 图 40-4　骶骨切除术后的重建
A. 术中图像；B. 术后图像

营养治疗，直到能耐受肠内营养，在此期间给予低脂饮食（胸导管渗漏饮食）维持 6 周以尽量降低并发症发生的风险。

九、结果

由于文献中骶骨肿瘤切除术其肿瘤病理性质的差异，因此结果很难进行评估。具体来说，结果取决于肿瘤的特性。

从文献中可以得出一些乐观结果，在特定技术或特定组织类型的肿瘤中，完整切除后其肿瘤学预后良好。Fuchs 等对于梅奥诊所骶骨脊索瘤手术治疗的报道正能体现这一点。文献报道，肿瘤切除边缘较宽的患者生存率一致；那些边缘较小的患者其死亡率更高[3]。

Gunterberg 博士和其他研究者对切断马尾神经根后的神经功能进行了评估[5-7, 11]。

临床经验表明，保留单侧马尾神经（S$_1$～S$_4$）或保留双侧 S$_2$ 和单侧 S$_3$ 神经根时，能获得最低的肠道和膀胱功能要求。值得注意的是，即使是保留了足够的神经根，其功能恢复往往需要 4～6 个月的时间，因为马尾神经往往在手术中受到严重损伤。

当手术造成脊柱骨盆不连续时，我们倾向于进行脊柱骨盆重建[9]。生物力学数据和临床经验均表明在切除 S$_1$ 椎间盘或更高的水平时需要进行重建[7, 8]。

最新的研究结果描述了骶骨肿瘤切除术的并发症和术后结果[12]。病态肥胖患者或手术时间超过 10h 的患者会出现因定位问题导致的围手术期并发症的发生[10]。

Rose 等报道显示，在骶骨肿瘤切除并脊柱骨盆重建术后（与小范围肿瘤切除不影响脊柱骨盆连续性有很重要区别），约 50% 患者出现了伤口并发症，35% 出现了深部感染，约 15% 患者因植入物失败或不融合等需要进行翻修手术。但绝大部分患者借助辅助器械可以进行独立的日常生活[9]。

小结

骶骨肿瘤切除手术对于许多骶骨原发恶性肿瘤患者来说有望是一种治愈性治疗方式。但骶骨肿瘤切除需要大量的资源，具有显著的相关并发症发病率。在 S_2 神经孔水平以下的切除术可单独从后入路进行；而更高水平的切除或需要联合切除盆腔脏器的病例则需要前后入路联合切除。对于需要切除大部分 S_1 或明确破坏脊柱骨盆连续性的患者，需要重建脊柱骨盆稳定性。

骶骨切除术后的软组织重建可以通过双侧臀部后方推进皮瓣进行（后入路手术中），或者在前入路／后入路切除的情况下使用带蒂腹直肌瓣。手术的规模和程序的复杂性突出了团队对于护理患者的重要性，以最大限度地提高患者功能和改善肿瘤学预后。

参考文献

[1] Delaney TF, Liebsch NJ, Pedlow FX, et al. Phase II study of high-dose photon/proton radiotherapy in the management of spine sarcomas. Int J Radiat Oncol Biol Phys. 2009;73: 259-66.

[2] Dickey I, Hugate R, Fuchs B, Yaszemski M, Sim F. Reconstruction after total sacrectomy: early experience with a new surgical technique. Clin Ortho Rel Res. 2005;439:42-50.

[3] Fuchs B, Dickey I, Yaszemski M, Inwards C, Sim F. Operative management of sacral chordoma. J Bone Joint Surg Am. 2005;87:2211-6.

[4] Glatt BS, Disa JJ, Mehrara BJ et al. Reconstruction of extensive partial or total sacrectomy defects with a transabdominal vertical rectus abdominus myocutaneous flap. Ann Plast Surg. 2006; 56:526-530.

[5] Gunterberg B, Kewenter J, Petersen I, Stener B. Anorectal function after major resections of the sacrum with bilateral or unilateral sacrifice of sacral nerves. Br J Surg. 1976;63:546-54.

[6] Gunterberg B, Norlen L, Stener B, Sundin T. Neurologic evaluation after resection of the sacrum. Invest Urol. 1975;13:183-8.

[7] Gunterberg B. Effects of major resection of the sacrum: clinical studies on urogenital and anorectal function and a biomechanical study on pelvic strength. Acta Orthop Scand. 1976;162:1-38.

[8] Hugate R, Dickey I, Phimolsarnti R, Yaszemski M, Sim F. Mechanical effects of partial sacrectomy: when is reconstruction necessary. Clin Ortho Rel Res. 2006;450:82-9.

[9] Rose P, Yaszemski M, Dekutoski M, Shives T, Sim F. Classifi- cation of spinopelvic resections: oncologic and reconstruction implications. In: International Society of Limb Salvage Meeting. Boston, MA; 2009.

[10] Sherman C, Rose P, Pierce L, et al. Prospective assessment of patient morbidity from prone sacrectomy positioning. In: American Academy of Orthopedic Surgeons Meeting. New Orleans, LA; 2010.

[11] Todd L, Yaszemski M, Currier B, Fuchs B, Kim C, Sim F. Bowel and bladder function after major sacral resection. Clin Orthop Rel Res. 2002;397:36-9.

[12] Zileli M, Hoscuskun C, Brastianos P, Sabah D. Surgical treatment of primary sacral tumors: complications associated with sacrectomy. Neurosurg Focus. 2003;15:1-8.